手术器械应用与维护

主　审　张　青

主　编　张　伟

副 主 编　白　萍　宁艳婷

编　者　（以姓氏笔画为序）

王　峰（中国医学科学院肿瘤医院）　　　　张　伟（中国医学科学院肿瘤医院）

王亚乐（中国医学科学院肿瘤医院）　　　　张　颖（中日友好医院）

王守艳（哈尔滨医科大学附属肿瘤医院）　　张易萍（中国医学科学院肿瘤医院）

付　佳（中国医学科学院肿瘤医院）　　　　张继文（中国医学科学院肿瘤医院）

代晓锋（中国医学科学院肿瘤医院）　　　　要　琪（中国医学科学院肿瘤医院）

白　萍（中国医学科学院肿瘤医院）　　　　高　琲（中国医学科学院肿瘤医院）

宁艳婷（中国医学科学院肿瘤医院深圳医院）　高　媛（中国医学科学院肿瘤医院）

刘　维（中国医学科学院肿瘤医院）　　　　雷　隽（中国医学科学院肿瘤医院）

许　斌（首都医科大学附属北京安贞医院）　樊玮璐（中国医学科学院肿瘤医院）

吴玉婷（中国医学科学院肿瘤医院）　　　　戴婷婷（中国医学科学院肿瘤医院）

编写秘书　付　佳（中国医学科学院肿瘤医院）

插　图　崔　傲（中国医学科学院肿瘤医院）

　　　　许　蕾（中国医学科学院肿瘤医院）

人民卫生出版社

·北 京·

版权所有，侵权必究！

图书在版编目（CIP）数据

手术器械应用与维护 / 张伟主编. -- 北京 ：人民
卫生出版社，2024. 7. -- ISBN 978-7-117-36508-6

Ⅰ. R612

中国国家版本馆CIP数据核字第2024ZJ5018号

人卫智网	www.ipmph.com	医学教育、学术、考试、健康，购书智慧智能综合服务平台
人卫官网	www.pmph.com	人卫官方资讯发布平台

手术器械应用与维护

Shoushu Qixie Yingyong yu Weihu

主　　编：张　伟
出版发行：人民卫生出版社（中继线 010-59780011）
地　　址：北京市朝阳区潘家园南里 19 号
邮　　编：100021
E - mail：pmph @ pmph.com
购书热线：010-59787592　010-59787584　010-65264830
印　　刷：北京瑞禾彩色印刷有限公司
经　　销：新华书店
开　　本：710×1000　1/16　印张：12
字　　数：209 千字
版　　次：2024 年 7 月第 1 版
印　　次：2024 年 8 月第 1 次印刷
标准书号：ISBN 978-7-117-36508-6
定　　价：98.00 元

打击盗版举报电话：010-59787491　E-mail：WQ @ pmph.com
质量问题联系电话：010-59787234　E-mail：zhiliang @ pmph.com
数字融合服务电话：4001118166　E-mail：zengzhi @ pmph.com

前　言

　　手术器械是外科手术不可或缺的组成部分,外科手术在医学领域中占有至关重要的地位。随着现代医学的飞速发展,手术器械的更新速度也在不断加快。为了适应现代医学技术的发展,助力手术医生减少术中风险,提高手术效率,满足医疗精准治疗、手术微创趋势的要求,手术器械的设计和制造更新迭代,出现了更高效节力的手术动力系统、更精准安全的机器人手术系统、更精密纤巧的显微手术器械等。使手术操作更加灵活全面,也给患者带来了更优质的治疗效果和更高的生活质量。

　　消毒供应中心是医疗工作的重要部门,承担医院内各科室所有重复使用的诊疗器械、器具,物品的清洗、消毒、灭菌和所有无菌物品的供应工作。同时也负责手术器械严格的再处理全过程,与外科手术紧密相关。消毒供应中心的有效工作是确保手术相关器械及物品无菌保障水平的根本,是加快器械周转,提高手术效率,降低手术部位感染风险,保证患者安全的重要环节。它对促进医院的医疗质量发挥了重要作用。科学规范的手术器械再处理过程,与外科手术安全密切相关,是医院感染控制的重点。

　　手术器械的发展给消毒供应中心的工作提出了新的要求,随着微创手术的广泛开展,手术器械的结构呈现出精细化、复杂化的特点。要求消毒供应中心工作人员,针对手术器械的不断发展,需要具备丰富的专业知识和技能,同时制订相应的操作方案,更新技术设备,正确地进行各类手术器械的再处理,保证其彻底清洗、消毒和灭菌,保障患者的生命安全。

　　本书为临床工作人员提供较完善的临床常用手术器械、器具和物品的分类及功能介绍,为消毒供应中心人员提供规范化和精细化的手术器械应用、再处理原则及流程、功能检测方法等,以备临床之用。为规范手术器械的合理应用,明确手术器械再处理流程和日常功能检测提供依据。

　　本书编写过程中,各位编者通力合作,参阅了国内外大量文献,在此,向各位编者及所有支持帮助本书编写的专家、相关工作人员表示诚挚的感谢!特别感谢中华护理学会消毒供应中心专业委员会首席专家张青主任对本书编写给予的大力支持!由于时间和水平所限,错漏之处难免,恳请广大读者批评指正。

张　伟

2024年4月

目　录

第一章

概　述

第一节　手术器械应用与维护的目的

　　手术器械的结构完整性、功能完好性、规范化地应用于手术过程中,是保证手术顺利进行的重要环节之一。为了更好地发挥手术器械在手术中的工作性能,手术后对复用器械进行及时有效的预处理,科学的维护和保养,可以有效保障手术器械的功能完好性,延长手术器械的使用寿命,减少手术安全隐患的发生。因此指导手术器械使用人员、消毒供应中心工作人员,在充分了解手术器械基本结构的基础上,正确掌握手术器械的维护方法,规范的检测方法、清洗消毒灭菌流程,以专业的视角做好日常维护,解决实践中常见的问题,是保证医疗质量的基础环节。

一、普通手术器械应用和维护的目的

　　普通手术器械是通用于各科手术操作必须具备的工具,如手术刀、手术剪、手术镊、手术钳等,能配合完成剪切、夹持、游离、缝合等最基本的手术操作。①普通手术器械的应用:满足手术的各种基础操作要求,完成手术的各种基本步骤,能够辅助手术医生进行精细化的手术操作,提高手术效率,确保手术安全。②普通手术器械的维护:确保手术器械结构完整、功能完好,减少对手术器械的损耗,维持其良好的工作状态,避免因手术器械不良因素而对患者的诊疗造成负面影响。

二、硬式内窥镜手术器械应用和维护的目的

　　硬式内窥镜手术器械是集中了光学、人体工程学、精密机械、现代电子、计算机软件等为一体的,广泛应用于临床诊断和治疗的医用器械。内窥镜手术的进行,依赖于其内镜、器械及各附件的联合应用。随着内窥镜手术技术的不断发展,其手术器械发生更加多样化、精细化的改变,在使用过程中如何正确地操作和维护,对手术医生和消毒供应中心人员提出了新的要求。①硬式内窥镜手术器械的应用:应用于微创手术过程中,可更加

直观、清晰地观察病变部位及周围组织情况,可进行更深部、更精细的手术操作。②硬式内窥镜手术器械的维护:内窥镜手术的成功与否,很大程度上取决于内窥镜手术器械的性能。所以,对其进行规范化的维护,可以避免操作过程中出现一些不良因素的发生,确保手术过程中的医疗质量与安全。

三、机器人手术系统器械应用和维护的目的

机器人手术系统是以微创方式进行的复杂手术,是术者通过医生控制台操控床旁机械臂进行的内窥镜手术操作。相对于传统内窥镜的人工操作,机械臂可替代人工,定位精准,其成像系统也可提供清晰的三维空间图像,使手术操作更精确和安全。①机器人手术系统器械的应用:可以使手术操作更加精细,成像清晰稳定,为手术医生提供了更加立体和宽阔的手术视野。可减少手术创伤,促进术后加速康复。②机器人手术系统器械的维护:机器人手术器械结构特点,其使用状态与日常维护紧密相关。正确的维护可以确保器械的性能,避免因器械原因引发的不安全因素,保证手术的安全性。

四、精密手术器械应用和维护的目的

精密手术器械具有结构精细、材质特殊的特点,在使用和日常维护过程中,如何优化流程管理,规避因交接等风险因素所导致的精密手术器械变形、错位、断裂等现象,是我们面临的常见问题。①精密手术器械的应用:手术操作更加精准,确保对血管、神经等关键组织的精确解剖和准确处理,可有效避免周围组织的损伤,增加了手术的安全性。②精密手术器械的维护:规范化的交接与处理流程,使精密手术器械保持操作的准确性和功能的稳定性,有效发挥其精细化作用,保证手术的顺利开展。

五、手术动力系统器械应用和维护的目的

手术动力系统器械是外科手术中的重要工具,如胸外科使用的电动胸骨锯、神经外科使用的开颅钻、头颈外科使用的摆动锯和往复锯等,主要用于骨骼的钻孔、切割和打磨。动力系统的组件的性能状态,是手术成功的基本保障。①手术动力系统器械的应用:可减少繁杂的普通手术器械的手术步骤,提高手术操作的精准度,降低手术医生的体力消耗。②手术动力系统器械的维护:合理的维护,能够延长动力系统的使用寿命,提高手术效率,在一定程度上保证医务工作者的操作安全,保证手术患者安全。

第二节 适用范围

本书有关普通手术器械的内容,适用于胸外科、头颈外科、肝胆外科、结直肠外科、胰胃外科、乳腺外科、妇瘤科、泌尿外科、神经外科、骨科的基本手术操作的使用。

有关硬式内窥镜手术系统和机器人手术系统的内容,适用于胸外科、头颈外科、肝胆外科、结直肠外科、胰胃外科、乳腺外科、妇瘤科、泌尿外科、神经外科的腔镜手术的使用。

有关精密手术器械的内容,适用于神经外科等的操作和使用。

有关手术动力系统的内容,适用于胸外科、头颈外科、神经外科、骨科等部分手术及手术步骤的操作和使用。

该书适用于消毒供应中心和手术室的日常工作及教学指导,也适用于临床应急操作及处置工作。

第二章

手术器械的使用和检测

手术器械是助力手术发展的重要部分,随着外科手术技术的不断发展,对手术器械的要求也随之越来越严格,在手术过程中,手术器械的规范使用,可以直接影响手术的质量与安全。

第一节 普通手术器械的使用和检测

普通手术器械是临床手术中常用的操作工具,帮助医生进行切割、夹持、分离、缝合、显露术野等各种基本手术操作。手术器械种类繁多,包括手术刀、手术剪、手术镊、手术钳、拉钩、牵开闭合器、剥离器、扩张器、吸引器等。临床医生和手术护士要熟知各种器械的适用范围和使用方法,会根据手术需求选择合适的手术器械,保证手术的顺利进行和患者的手术安全。普通手术器械种类众多,本书仅简单介绍以下最基础的八类手术器械。

一、手术刀

手术刀(图2-1)是由刀柄和刀片组成的手术器械,用于切割皮肤及皮下组织等,其刀柄部分根据手术需要可进行组织间的钝性分离。手术刀有多种型号,在手术过程中应用于不同部位的需求可满足不同种类、不同部位手术的需求。

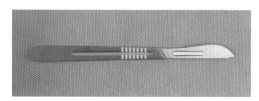

图2-1 手术刀

(一)使用前检查

1. 外观检查 检查内容包括:①刀柄:整体表面是否有污渍、锈蚀、变形、破损、凹陷、裂纹或断裂。②刀片：是否完整、无缺损，是否有变形和腐蚀；③刀片安装槽：槽中是否有污渍，是否有变形、表面锈蚀和磨损。

2. 功能性检测　检查刀片安装后的稳固性：在安装和拆卸手术刀片时，应力度适中，确认安装好刀片后，刀片不应出现松动或移位。

（二）手术刀的装卸

1. 手术刀的安装　具体步骤（图2-2）为：①一手持持针器夹持刀片上部背侧；②将刀片中空部位对准刀柄前端的凹槽，自上而下拉动。安装完毕检查稳定性。

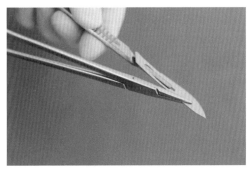

图2-2　手术刀的安装

2. 手术刀的卸载　具体步骤（图2-3）为：①一手持持针器夹持刀片下部背侧，将刀片稍翘起，使刀片下部与刀柄凹槽分离；②将刀片向前推。卸载完毕。

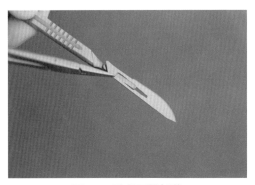

图2-3　手术刀的卸载

（三）使用中注意事项

1. 术中时刻观察使用情况　在使用过程中，观察手术刀是否抖动和偏移的状况,如有则及时更换。

2. 保持刀刃锐度 刀刃应始终保持锐利,避免使用钝刀。

3. 刀片的选择 根据手术部位、深度、切割组织的大小,选择合适的刀片。

4. 安全操作 使用中,手法应协调、稳定,不可动作过猛;术中闲置时,要将手术刀放入弯盘中,以免发生锐器伤;传递时,严格执行无接触传递方法,使用防刺破的容器,如弯盘等,不能直接徒手传递,以免造成误伤。更加不可徒手安装、卸载刀片。

(四)使用后检查

1. 完整性检查 检查刀柄是否完整;刀片安装槽是否有血渍、污渍及组织残留;刀柄与刀头连接处是否牢固。

2. 稳固性检查 检查刀片安装槽是否有明显磨损,刀片安装后是否牢固、不晃动,不松动。

二、手术剪

手术剪(图2-4)适用于手术解剖组织、血管、软组织、手术敷料、手术缝线等的一种手术器械,还可用于术中组织的游离。手术剪种类主要包括组织剪、线剪、拆线剪等。

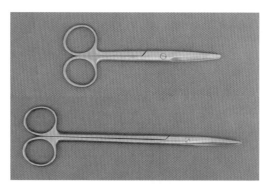

图2-4 手术剪

(一)临床常用手术剪

1. 组织剪 为手术弯剪,其作用为:①剪断组织;②解剖、分离组织。

2. 线剪 为手术直剪,其作用为:①剪断缝线;②裁剪手术敷料及引流管等。

(二)使用前检查

1. 外观检查 检查内容包括:①整体外观:结构完整无缺损,剪身光滑,涂层完整均匀无明显凹痕等; ②剪刃(图2-5左): 完整无崩刃,尖端完整无卷刃,其边缘应光滑平整; ③轴节处(图2-5中): 无明显磨损和松动、无污渍和锈蚀; 轴节处螺钉是否紧固并无松动的现象; ④剪刀手柄及指圈(图2-5右): 是否有变形、腐蚀。

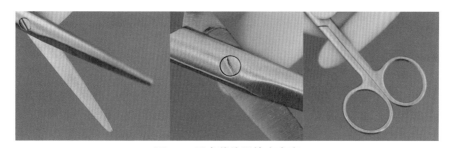

图2-5 手术剪外观检查内容

左: 剪刃; 中: 轴节处; 右: 剪刀手柄及指圈。

2. 功能性检查 检查内容包括: ①切割性能检查: 对剪断目标组织,如纱布、纸张等可顺利剪断; ②开合性检查: 轴节开合应平稳顺畅,无卡顿、无松动; 关节处螺钉应固定确实、无随动; ③闭合性检查: 剪刃能否闭合紧密,刃间隙不应过大或过小,且剪端彼此遮盖但不可以过头。

（三）使用中注意事项

1. 选择合适规格、型号的手术剪 根据剪断功能不同,需选择不同规格、不同型号的剪刀,如剪断不同组织部位或剪缝线、手术敷料,禁忌用组织剪剪切缝线和手术敷料,以免对剪刃造成损伤; 根据手术操作需要,选择长短适宜的手术剪。

2. 遵守操作规范 使用正确的握持方式,错误的方式可能会对组织结构造成损伤。

3. 避免过度使用 过度使用手术剪,可能导致剪刀钝化、引起轴节处螺丝松动等问题,影响剪切和开合效果,增加患者手术的风险。

（四）使用后检查

1. 完整性检查 检查整体是否有变形、损坏; 剪刃是否完整,有无卷刃、崩边的现象; 轴节处螺丝是否完整且无明显磨损,查看轴节处螺丝的完整及稳固性。

2. 锋利度检查 术剪能否轻松剪切目标组织且切割面平整。

3. 开合功能检查 检查手术剪开合是否顺畅,有无明显卡顿现象。

4. 咬合度检查　观察剪刃之间的咬合是否紧密,有无错位和晃动。

三、手术钳

手术钳是常用不同钳类手术器械的统称,主要用于夹持、牵引、分离、固定、止血、辅助缝合和结扎等,一般由工作端、轴节处、钳柄及指圈组成。手术钳的种类繁多、用途广泛,是临床手术中不可或缺的基础工具之一。

（一）临床常用手术钳

1. 血管钳　血管钳(图2-6)是手术中最常用的手术器械,分为有齿和无齿、直型和弯型。根据血管钳的长度又可分为12cm弯/直止血钳、14cm弯/直血管钳、18cm弯/直血管钳等,及22~24cm弯/直带牙血管钳等。其作用为:①夹持和游离组织;②夹持组织或/及组织断端;③牵拉组织,暴露术野;④夹持缝线,协助组织的结扎。

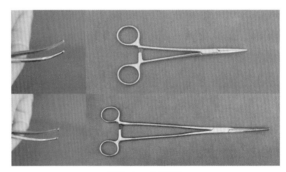

图2-6　血管钳

2. 组织钳　组织钳(图2-7)也被称为爱丽丝钳、鼠齿钳。其作用为:①夹持、牵引被切除的组织。②夹持切口处的皮下组织,利于皮肤缝合。

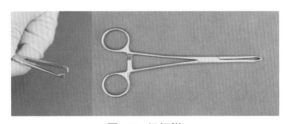

图2-7　组织钳

3. 直角钳　直角钳(图2-8)钳端与钳体的角度呈直角,也可呈135°。其作用是游离血管、支气管等组织。

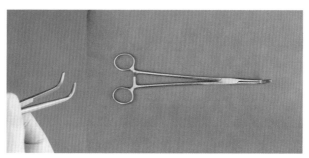

图2-8 直角钳

4. 巾钳 巾钳(图2-9)的主要作用是将手术切口周围无菌巾的固定,以建立无菌操作区域。

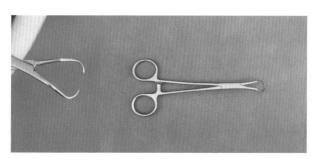

图2-9 巾钳

5. 卵圆钳 分为有齿卵圆钳和无齿卵圆钳。卵圆钳(图2-10)的作用为: ①有齿卵圆钳:其钳端有横纹,用于夹持消毒用敷料、夹持无菌用品和手术器械、取出手术标本; ②无齿卵圆钳:其钳端光滑,用于夹持内脏组织等。

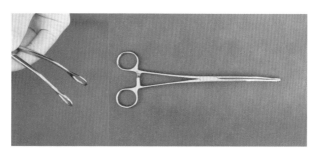

图2-10 卵圆钳

6. 持针器 持针器(图2-11)是外科手术中夹持缝针,对组织进行缝合的器械。

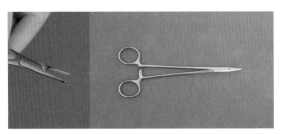

图2-11 持针器

7. 无损伤钳 临床常用的无损伤钳(图2-12),其钳端有设计独特的结构,便于其夹持血管防止对薄弱或/及较纤细组织的损伤,如需要保留细小血管时,无损伤钳的作用为:①止血:夹持细小血管,防止损伤血管壁;在术中夹持出血的血管断端,固定并保护血管壁,也有助于血管的缝合。②协助手术:因手术需要,可钳夹血管,暂时阻断血流。

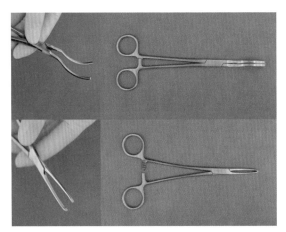

图2-12 无损伤钳

8. 荷包钳 荷包钳(图2-13)用于消化道手术中,其作用为夹持消化道断端,辅助穿入荷包线,进行消化道断端的荷包缝合。

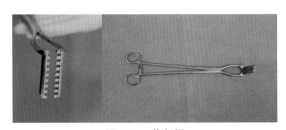

图2-13 荷包钳

（二）使用前检查

1. 外观检查 检查内容包括：①整体外观：结构完整无断裂、无变形，表面光滑、无毛刺、无锈蚀；②工作端：齿形是否清晰、完整，无明显磨损；③轴节处：螺钉是否完整且无松动，无污渍存积；④手柄及指圈：平滑完整，无裂纹、无变形；⑤手柄锁扣：无明显磨损，卡扣形状清晰。

2. 功能性检查 检查内容包括：①开合性检查：钳端开合是否自如、平滑；②夹持稳定性：夹持组织时，不论组织薄厚大小，均不应发生滑落，同时能够减少对周围组织的损伤。③锁定功能：手柄锁扣能稳定的锁定和释放组织。④咬合功能：检查钳端齿形闭合是否契合、紧密。

（三）使用中注意事项

1. 血管钳 选择与血管形状相同且大小匹配的血管钳钳夹血管，不得夹持除组织外的其他物品，如夹持皮肤等，以免造成皮肤坏死及不可逆的损伤；也不得夹持手术铺巾等。

2. 组织钳 尽量不持夹较脆弱的组织，如神经、血管；避免钳夹手术需要保留的组织，以免造成组织的损伤。

3. 直角钳 选择工作端长短、粗细、角度适合的直角钳游离组织。

4. 巾钳 夹持手术铺巾时，注意切勿夹在患者的皮肤或其他组织上，以免造成患者皮肤及组织的损伤。

5. 卵圆钳 能利用手柄锁扣功能，根据所钳夹组织的性质合理，控制夹持的力度，确保既能稳固地夹持组织，又不对组织造成损伤。

6. 持针器 根据缝合组织位置的深浅，选择符合要求的持针器，同时根据不同型号的缝针，选择不同的持针器，以免在操作过程中缝针移位、旋转、脱落。

7. 无损伤钳 不钳夹过大过厚的组织，以免发生组织滑脱或损伤器械的情况。

8. 荷包钳 夹持时避免过度用力或抖动。

（四）使用后检查

1. 完整性检查 检查其结构是否完整、无明显变形及损坏。

2. 夹持功能检查 检查其夹持力度的稳定性和持久性，确保能在手术中牢固地夹持组织或物体。

3. 开合功能检查 轻轻开合手术钳工作端，看是否顺畅、无卡顿及异响；轴节处不过松或过紧。

4. 锁定功能检查 检查手柄锁扣灵活，能顺利的锁定及释放，无卡顿或异响。

四、手术镊

手术镊是在手术中夹持和提起组织,对组织游离、缝合或其他操作起到起辅助作用。常用手术镊可分为有齿镊和无齿镊,根据操作部位深度的不同,分为短镊、中镊和长镊。

（一）临床中常用手术镊

1. 有齿镊 有齿镊（图2-14）也称为牙镊。其前端有齿,主要用于夹持较硬较韧的组织,如皮肤、筋膜等。

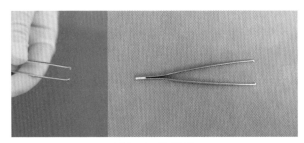

图2-14　有齿镊

2. 无齿镊 无齿镊（图2-15）也称为平镊。其前端无齿,主要用于夹持较脆弱或易损伤的组织。

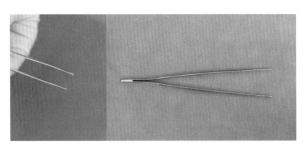

图2-15　无齿镊

（二）使用前检查

1. 外观检查 检查内容包括:①整体外观:结构完整、无变形,镊身纹路清晰,无明显磨损;②镊工作端:是否有变形、表面锈蚀和磨损;有齿镊的齿形是否完整、清晰,无断裂、无缺损、无明显磨损情况;③镊尾:有无变形、裂纹,连接处无裂纹、无污垢积存。

2. 功能性检测 检查内容包括：①夹持力检查：夹持力适中，确保手术镊可牢固的夹持组织，不会突然脱落或滑动；②夹持精确性检查：观察手术镊能否精准夹持组织，其镊工作端是否能够对齐，是否有错位和变形；③开合功能检查：检查手术镊是否开合顺畅，是否有良好的回弹性能。

（三）使用中注意事项

1. 手术镊的选择 根据手术部位深度、组织厚度、操作精细程度不同，应分别选择长度、夹持力大小、工作端规格不同的手术镊。

2. 注意功能保护 在使用中应轻拿轻放，避免发生磕碰或掉落，尤其注意保护手术镊的工作端。

（四）使用后检查

1. 完整性检查 检查手术镊各个部位是否齐全，无损坏、无断裂。

2. 夹持功能检查 检查内容包括：①夹持力测试。②夹持灵活性。③夹持稳定性：夹持不同厚度的组织时，注意观察手术镊是否有组织滑脱或移位的情况。

五、手术拉钩

手术拉钩是用于牵拉皮肤或组织、暴露手术术野，避免损伤手术部位周围组织的一种手术器械，一般由拉钩手柄、钩体两部分组成。

（一）临床中常用手术拉钩

1. 通用手术拉钩

（1）主动脉拉钩（图2-16）：用于术中牵拉及固定主动脉，也可用于浅部切口的牵拉。

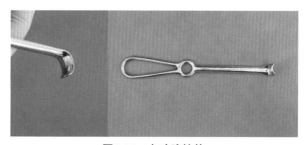

图2-16 主动脉拉钩

（2）甲状腺拉钩（图2-17）：用于手术中暴露和固定甲状腺周围组织，也可用于浅部切口的牵拉。

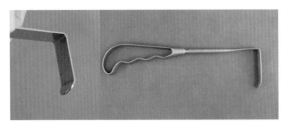

图2-17　甲状腺拉钩

（3）腹壁拉钩（图2-18）：用于腹部手术中牵拉和固定腹部组织器官。

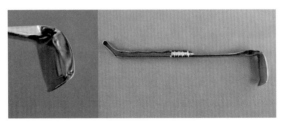

图2-18　腹壁拉钩

（4）腹腔拉钩（图2-19）：钩体比腹壁拉钩略长，用于牵拉和固定更深部位的腹部组织器官。

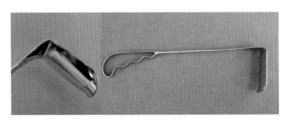

图2-19　腹腔拉钩

（5）蒂式拉钩（图2-20）：也称大"S"拉钩，钩体呈圆弧状，其用途与腹壁拉钩与腹腔拉钩相同，可用于更深部的腹部组织器官。

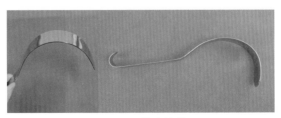

图2-20　蒂式拉钩

2. 科室专用手术拉钩

（1）结直肠外科专用拉钩,包括:①直肠拉钩(图2-21);用于直肠手术中固定和牵拉直肠组织。②肛门拉钩:在肛门、直肠手术中,用于牵拉肛门,以暴露术野、扩大操作空间。

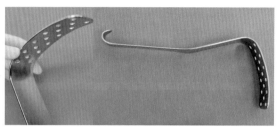

图2-21　直肠拉钩

（2）泌尿外科专用拉钩:膀胱拉钩形似蒂式拉钩,整体较蒂式拉钩略窄小。用于牵拉和固定膀胱。

（3）头颈外科专用拉钩,包括:①喉拉钩(图2-22);②气切拉钩(图2-23)等。

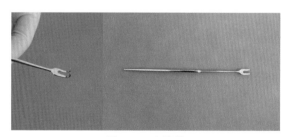

图2-22　喉拉钩

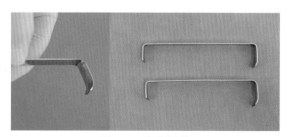

图2-23　气切拉钩

（二）使用前检查

1. 外观检查　检查内容包括:①整体外观:外观完好、表面光滑平整,无变形、无裂痕；②钩体：完整无变形、无明显磨损，钩体尖端处无锐边、无锈蚀和污渍积存等。

2. 功能性检查　检查内容包括：①韧性：使用前确保拉钩能承受手术中的牵拉不发生断裂和明显的变形。②钩体契合度：检查钩体是否有变形，能否和被牵拉组织契合。

（三）使用中注意事项

1. 手术拉钩的选择　根据不同的手术部位、组织特性选择适合的手术拉钩。

2. 用力均匀　使用时要掌握适宜的牵拉力度并保持用力均匀，以免用力过大损伤组织、用力过小无法很好的暴露手术视野。

3. 保护被牵拉组织　牵拉组织时，可在手术拉钩与组织间放置湿生理盐水纱垫，减少对组织的压迫。

（四）使用后检查

1. 完整性检查　检查手术拉钩是否出现裂痕、锈蚀等现象；检查拉钩钩体是否平整光滑，无明显毛刺和锐边；整体无变形。

2. 弹性和韧性检查　检查手术拉钩能否在适当外力作用下发生正常形变，且在去除外力后及时恢复原形态。

六、牵开器和闭合器

牵开器用于牵开组织器官并持续暴露手术区域的手术器械，一般由整体框架、工作端、调节手柄组成，在术中可保持组织的稳定性，提高手术效率的作用。闭合器是用于关闭组织器官的手术器械，可有效的关闭手术切口、缝合组织。

（一）临床常用牵开器和合拢器

1. 开胸手术常用牵开器和合拢器

（1）胸腔牵开器：用于开胸手术牵开胸腔，暴露手术野。由一个框架、两个工作端和旋转手柄组成。常用的胸腔牵开器，包括：①小型胸腔牵开器（图2-24左）：牵开端不可拆卸。②普通胸腔牵开器（图2-24右）：牵开端可拆卸，并可调整位置。

（2）肋骨合拢器（图2-25）：用于合拢肋骨；在使用时可将两端肋骨进行闭合。

（3）胸骨合拢器：用于胸骨合拢；胸骨劈开手术后的胸骨合拢作用，将劈开的胸骨重新进行对合。

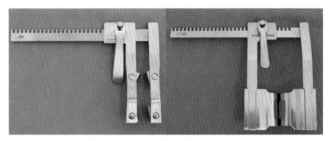

图2-24 胸腔牵开器

左: 小型胸腔牵开器; 右: 普通胸腔牵开器。

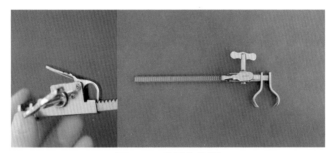

图2-25 肋骨合拢器

2. 开腹手术常用牵开器

（1）腹腔牵开器（图2-26）：用于牵开腹壁，暴露手术区域。一般由框架、工作端和固定旋钮组成，是开腹手术常用的手术器械。

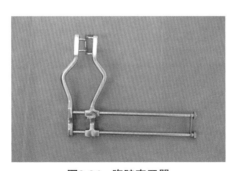

图2-26 腹腔牵开器

（2）三叶牵开器（图2-27）：用于牵开腹腔、盆腔，可有效地暴露手术视野。由框架、两个固定工作端、一个可调节工作端和固定旋钮组成，在手术中可调节工作端可在术中调节牵开的范围和强度，使手术区得到充分的暴露。

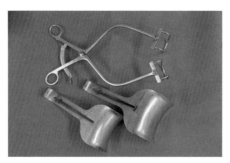

图2-27　三叶牵开器

（3）腹腔固定牵开器(图2-28)：主要用于开腹肝脏手术中,也可用于其他腹部切口的手术。由工作端、调节杆、固定杆和手术床固定件组成,其中工作端有不同的大小和弧度,能很好的暴露手术野,使手术操作更加简便、省力。

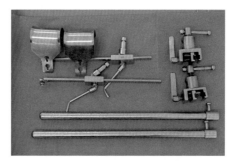

图2-28　腹腔固定牵开器

3. 乳突牵开器(图2-29)　用于牵开和固定浅部手术部位的软组织。

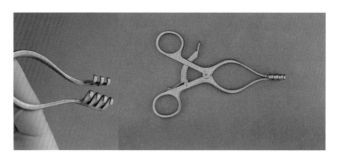

图2-29　乳突牵开器

（二）使用前检查

1. 外观检查　检查内容包括: ①整体外观: 框架结构完整无缺失,无变形、无裂纹、无锈蚀;②工作端:无变形,尖端及边缘应圆润;③各部件连接处:连接是否牢固,用于连接的螺丝是否有松动和脱落的现象。

2. 功能性检查 检查内容包括:①开合功能检查:检查牵开器在开合过程中是否顺畅,无卡顿;②固定功能和稳定性检查:打开一定角度后拧紧固定件,检查是否可以维持和保持该角度。

（三）使用中注意事项

1. 正确选择牵开器 根据手术部位、组织类型等,选择适合的牵开器。

2. 放置位置 牵开时要避免压迫血管和神经,以免造成出血或神经损伤。

3. 牵开部位的保护 可在牵开器工作端与组织接触部位加垫切口保护器,减少对组织的压迫。

4. 手术中牵开器完整性检查 有些牵开器的工作端和框架由螺丝连接,在手术中要时刻注意螺丝是否松动、掉落。

（四）使用后检查

1. 完整性检查 检查牵开器架构是否完整且无变形,连接处螺丝是否齐全。

2. 功能性检查 检查其开合是否顺畅;固定件是否能够锁紧,未发生螺丝易扣等现象。

七、手术剥离器

手术剥离器用于剥离或游离组织,如肌肉与骨膜、分离黏膜等。一般为杆状,有不同型号和头部形状以适应不同手术部位的需求。

（一）临床常用剥离器

1. 骨膜剥离器(图2-30) 其表面光滑、头部略扁且微锐,种类多样。用于将骨膜与附着其上的肌肉进行剥离。

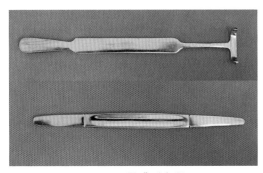

图2-30 骨膜剥离器

2. 胸骨剥离器　其表面光滑平整,手柄较长、工作端头部圆钝。用于将胸骨与其下方的组织剥离,尤其用于心脏、肺部、纵隔部位的操作时,能防止损伤胸腔的重要脏器。

（二）使用前检查

1. 外观检查　检查内容包括:①整体外观:平整光滑,无扭曲、无凹痕;②工作端:边缘是否平滑,无裂痕、无毛刺。

2. 功能性检查　检查内容包括:①工作端锋利度检查:观察工作端,评估其切割能力和锋利程度;②操作灵活性检查:通过模拟手术操作的动作,评估其操作力度、握持稳定度及舒适度。

（三）使用中注意事项

1. 选择合适的剥离器　根据手术组织部位的大小,选择能满足手术需要的剥离器。

2. 安全操作　要注意保护周围组织及神经,在手术视野清晰的情况下进行剥离器的操作,且注意控制操作的力量和角度。

（四）使用后检查

1. 完整性检查　检查外观无明显划痕、无明显破损等情况;整体无明显变形。

2. 剥离效果评估　通过比对不同材料和厚度下的剥离效果,评估剥离器是否能够均匀、完整、有效的剥离组织。

八、扩张器

扩张器是用于逐步扩张人体内腔道,如尿道、胆道、宫颈管等部位,起到缓解腔道狭窄、扩张腔道管口的作用。

（一）临床常用扩张器

1. 尿道扩张器（图2-31）　用于扩张尿道及解除尿道梗阻。

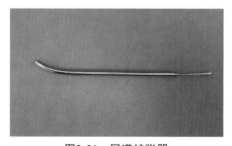

图2-31　尿道扩张器

2. 胆道扩张器(图2-32) 用于探查胆道系统,有扩张胆管、排除胆道梗阻的作用。

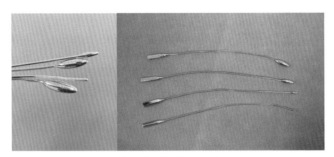

图2-32 胆道扩张器

3. 阴道扩张器(图2-33) 阴道扩张器又称阴道窥具,用于扩张阴道,暴露宫颈,便于医生观察阴道壁和宫颈的情况。

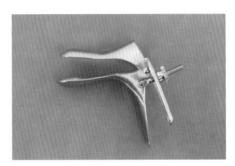

图2-33 阴道扩张器

4. 宫颈扩张器 用于扩张宫颈管口的器械。

(二)使用前检查

1. 完整性检查 检查内容包括: ①整体外观: 光滑完整,无锈蚀、无毛刺。②固定装置及螺丝: 部件齐全,无变形、无污渍和锈蚀。

2. 功能性检查 检查其固定装置,拧紧螺丝后能够保持扩张器角度不变。

(三)使用中注意事项

1. 选择合适的型号 根据患者的情况,选择型号适宜的扩张器。

2. 禁用外观破损的扩张器 外观破损的扩张器在使用时会对患者皮肤及体内腔道造成不同程度的损伤,为了确保手术的安全性,如果发现扩张器有破损等情况,应立即停止使用。

（四）使用后检查

1. 完整性检查　检查扩张器外观的完整性，部件是否完好。

2. 功能性检查　检查固定装置能否在拧紧螺丝的状态下正常使用，并能够保持扩张角度不变。

第二节　硬式内窥镜及腹腔镜手术器械的使用和检测

硬式内窥镜手术系统是一种通过穿刺道探查和治疗疾病，还可用于人体体表或人体浅层自然腔道的诊治的医疗工具，由二氧化碳（CO_2）气腹系统、摄录像监视系统、电切割系统、冲洗和吸引系统、内窥镜器械等部分组成。本书着重讲述腹腔镜手术所使用的硬式内窥镜和手术器械。

一、硬式内窥镜

硬式内窥镜（图2-34）是一种通过穿刺通道进入人体，对体内病变部位进行检查和治疗的手术，包括胸腔镜、纵隔镜、腹腔镜、膀胱镜、宫腔镜等。

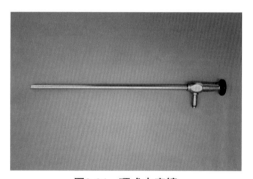

图2-34　硬式内窥镜

（一）使用前检查

1. 外观检查　检查内容包括：①硬式内窥镜镜体（图2-35）：是否有弯曲、凹痕、裂纹；②目镜光纤接口：是否齐全、变形；③目镜镜面及目镜罩（图2-36左）：是否有裂痕、破损和污渍；④物镜端（图2-36右）：是否有裂痕、破损，镜面清晰度如何。

2. 通光性检查　检查方法（图2-37）：双手分别持硬式内窥镜的物镜端和目镜端，注视光纤接口；一手遮住物镜端，观察光纤接口处是否有明暗变化。

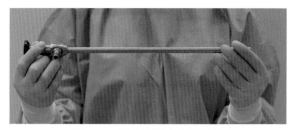

图2-35　检查硬式内窥镜镜体

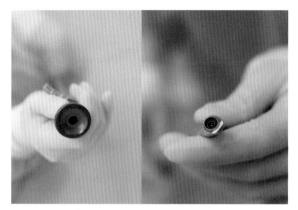

图2-36　检查目镜镜面及目镜罩（左）、物镜端（右）

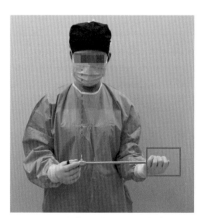

图2-37　硬式内窥镜通光性的检查方法

3. 内部状态检查　检查方法：双手持住硬式内窥镜镜体，各方向轻微摇晃镜体，注意倾听是否有异响和零件掉落的声音。

（二）使用

1. 内窥镜的拆分（图2-38）　包括镜体、小光纤适配器、大光纤适配器。

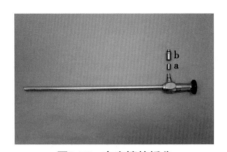

图2-38　内窥镜的拆分

a. 小光纤适配器; b. 大光纤适配器。

2. 内窥镜的组装　组装顺序为: 先安装小光纤接口(图2-39左),旋紧; 再安装大光纤接口(图2-39右),旋紧即可。

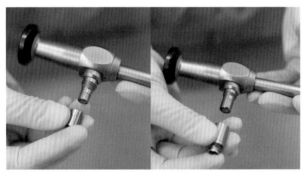

图2-39　内窥镜接口的安装顺序

左: 安装小光纤适配器; 右: 安装大光纤适配器。

（三）使用后检查

1. 图像成像检查　需要连接摄像系统和光源,使用成像测试卡,来检测图像是否清晰,是否有缺失、阴影、变形。

2. 镜体内部检查　通过放大镜,检查内部晶体有无碎裂、有无异物。

二、导光束

导光束是一种在内窥镜手术中与硬式内窥镜连接,输送从冷光源到硬式内窥镜的光纤,为手术视野提供照明,使手术视野更加清晰的线缆。

（一）使用前检查

1. 外观检查　检查内容包括(图2-40): 导光束外层是否完整,是否有破损、裂缝; 两端接头应完好,无松动、无损坏。

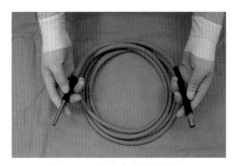

图2-40 导光束外观的检查

2. 通光性检查 检查方法(图2-41)为: 一手遮住导光束的一侧,观察导光束另一侧是否有明暗变化。

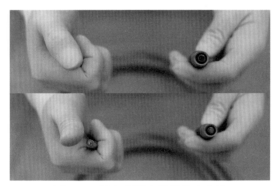

图2-41 导光束通光性的检查方法

(二)使用

在使用前,应清洁导光束的两侧端口;术中,导光束应呈现自然曲度,不打折;盘起时,导光束直径应介于15~20cm(图2-42)。

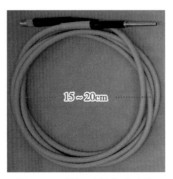

图2-42 盘起时导光束直径

（三）使用后检查

确认导光束外观无破损，检查导光束连接处是否完整；导光束两端镜面，是否有裂痕、破损；两端接头是否有变形等现象。

三、腹腔镜手术器械

腹腔镜手术器械（图2-43）是在腹腔镜手术中对手术部位行分离、抓取、剪切等的手术器械。临床上常见的有腔镜分离钳、腔镜无损伤钳、腔镜剪刀、腔镜持针器等。常用腹腔镜器械多为可拆分器械，可分为三拆分和两拆分器械，此处以三拆分器械为例。

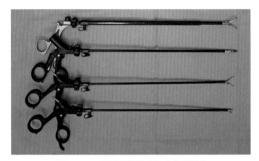

图2-43　常用腹腔镜手术器械

（一）使用前检查

1. 外观检查　检查内容包括：①外套管及器械钳芯（图2-44）：是否有变形，绝缘层完整；②钳芯工作端：完整无变形，工作端齿形清晰；③外套管前端内口定位垫片（图2-45）：是否齐全；④外套管密封圈/冲洗口密封帽：有无损坏和丢失；⑤钳芯卡口：各卡口是否有磨损、卡口是否能够正常安装使用。

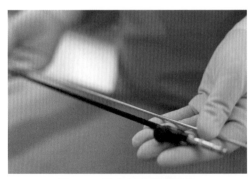

图2-44　检查外套管及钳芯

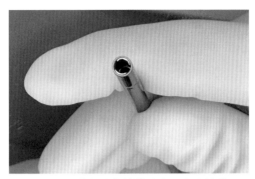

图2-45　检查外套管管腔内口定位垫片

2. 功能性检查　功能性检查内容包括：①钳芯工作端咬合：咬合位置准确，无错位；②钳芯工作端开合：开合良好，在操作时器械工作端无晃动、钳芯无脱出；③钳身旋转性：转动波轮时，钳身左旋右旋均应顺畅无卡顿，钳身保证360°旋转。

〔二〕使用

1. 腹腔镜手术器械的拆分　见图2-46。

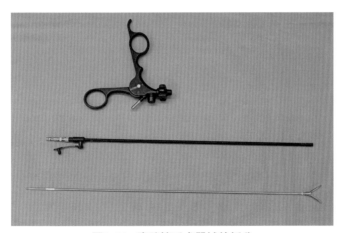

图2-46　腹腔镜手术器械的拆分

2. 内窥镜器械的组装

（1）插入钳芯并锁紧（图2-47）：将钳芯尾端平行插入外套管头端，插至底部后，旋转钳芯，将钳芯与外套管锁紧。

（2）安装手柄：手柄倒握安装（图2-48），将安装完成的钳芯和外套管尾端，插入手柄中；听到"咔哒"声，即安装到位。

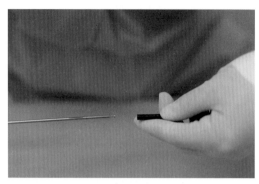

图2-47　钳芯尾端平行插入外套管头端

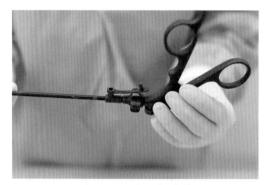

图2-48　手柄倒握安装

（3）安装密封帽（图2-49）：将密封帽装上并扣紧。

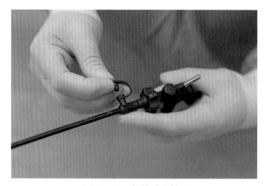

图2-49　安装密封帽

（4）检查安装效果：开合手柄（图2-50），检查工作端开合是否正常；拨动波轮（图2-51），使钳身左旋右旋，检查钳身转动是否顺畅，钳身旋转>360°。

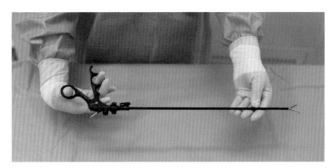

图2-50　开合手柄

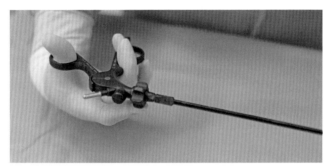

图2-51　转动波轮,检查旋转性能

（三）使用后检查

检查各部位的完整性；检查工作端齿形是否完整、清洁；手柄处金属插头有无变形和缺损。

四、气腹针

气腹针（图2-52）是在内窥镜手术中用于连通气源与体腔，建立气腹、维持气腹压力的手术器械。

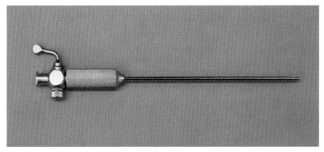

图2-52　气腹针

（一）使用前检查

1. 外观检查　检查内容包括：①外鞘、内芯：整体是否有弯曲、凹痕、变形；尖端是否锋利、完整；是否有明显磨损；②配件：包括阀门、螺帽是否齐全。

2. 功能性检查　阀门开闭是否灵活；外鞘回弹是否顺畅；将其连接到注射器上，观察液体是否能够顺利流出。

（二）使用

1. 气腹针的拆分　见图2-53。

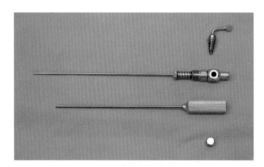

图2-53　气腹针的拆分

2. 气腹针的组装

（1）插入内芯：将内芯平行插入到外鞘（图2-54左），并将内芯与外鞘旋紧（图2-54右）。

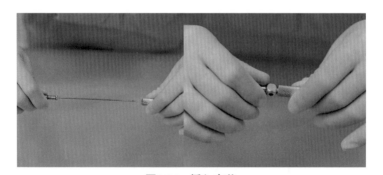

图2-54　插入内芯

左：平行插入；右：内芯与外鞘旋紧。

（2）安装阀门（图2-55）：注意将阀门上的凸起对准外鞘的凹陷部分。

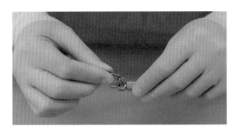

图2-55　安装阀门(气腹针)

（3）安装螺帽(图2-56)：一手抵住阀门；一手安装上螺帽后,旋紧。

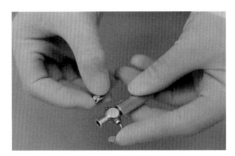

图2-56　安装螺帽

（4）安装后检查：左右旋转阀门,检查是否顺畅、无卡顿。

（三）使用后检查

应查看气腹针的完整性,配件是否齐全；应确认气腹针连接部位是否紧密、牢固,无松动和脱落,防止丢失。

五、穿刺器

穿刺器(图2-57)是在腹腔镜手术中进入各类腹腔镜手术器械、连接气源维持气腹压力的通道。一般临床上常用穿刺器的直径分别为5mm、10mm、12mm。

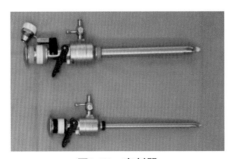

图2-57　穿刺器

（一）使用前检查

1. 外观检查　检查内容包括：①穿刺器外套管、内芯：是否有变形。②穿刺器阀门：阀门上的橡胶帽是否存在，是否完整、无缺损、无裂痕。③穿刺器内部盖板：是否完好。④螺帽和阀门：是否完整。⑤内芯插入时，内芯尖端应完全暴露于套管之外。

2. 功能性检查　检查内容包括：①穿刺器外套管与内芯：内芯插入时顺畅，无卡顿感。②内部盖板：按压黑色压板，穿刺器内部盖板是否开合正常、闭合紧密，内部密封圈是否完整。③阀门：开闭是否灵活，无卡顿和阻塞。

（二）使用

1. 穿刺器的拆分　见图2-58。

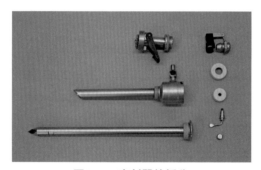

图2-58　穿刺器的拆分

2. 穿刺器的组装

（1）安装密封帽（图2-59）：将密封帽安装至密封阀上。

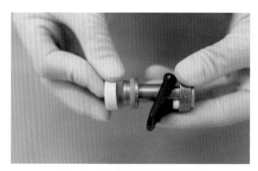

图2-59　安装密封帽（穿刺器）

（2）连接套管与密封阀（图2-60）：穿刺器套管与密封阀对接后，顺时针旋紧；密封阀黑色压板与套管进气口阀门对称安装。

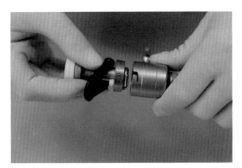

图2-60 连接套管与密封阀

（3）安装阀门（图2-61）：注意将阀门上的凸起对准外鞘的凹陷部分。

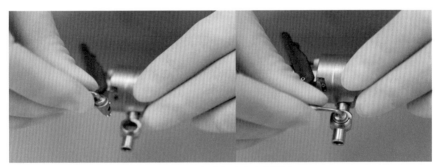

图2-61 安装阀门（穿刺器）

（4）安装螺帽（图2-62）：用手指抵住阀门，用另外一手将螺帽旋至阀门螺母上，并旋紧。

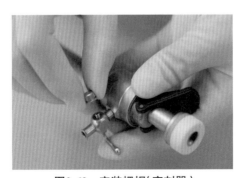

图2-62 安装螺帽（穿刺器）

（5）置入穿刺器内芯（图2-63）：一手按压密封阀上的黑色压板，一手将穿刺器内芯插入穿刺器外套管。

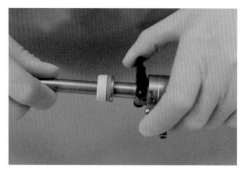

图2-63 置入穿刺器内芯

（6）安装后检查（图2-64）：旋转阀门时应顺畅无卡顿。

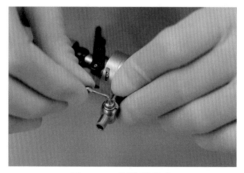

图2-64 安装后检查

（三）使用后检查

使用后应仔细检查穿刺器所有部件是否齐全，检查连接处是否松动，穿刺器外套管与内芯之间的缝隙是否正常。

六、冲洗吸引器

冲洗吸引器（图2-65）是术中吸引手术视野内血液、体液，以及术后清洗术腔、吸引冲洗用水和残留组织的手术器械。

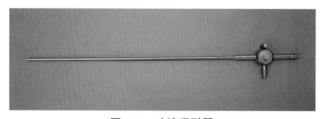

图2-65 冲洗吸引器

（一）使用前检查

1. 外观的检查 检查内容包括: ①管体: 是否有弯曲和凹痕; ②阀门和螺母: 是否齐全。

2. 功能性检查 拨动阀门时是否顺畅无卡顿。

（二）使用

1. 冲洗吸引器的拆分 见图2-66。

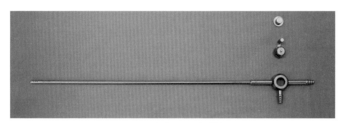

图2-66 冲洗吸引器的拆分

2. 冲洗吸引器的组装

（1）安装阀门（图2-67）: 将控制阀门上的操作杆对准冲洗吸引器管身上的定位口。

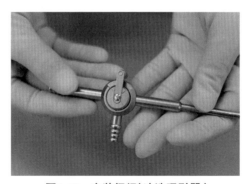

图2-67 安装阀门（冲洗吸引器）

（2）安装螺母（图2-68）: 一手抵住阀门,一手将螺母旋至阀门上,并旋紧。

（3）安装后检查: 前后拨动阀门,应顺畅无卡顿。

（三）使用后检查

使用后确保各部件完整,无断裂或丢失;阀门拨动顺滑;冲洗吸引器管芯内无堵塞。

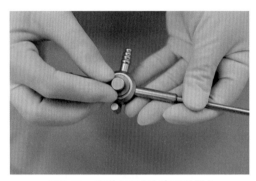

图2-68　安装螺母(冲洗吸引器)

七、持针器

持针器(图2-69)是手术过程中夹持缝针进行组织缝合的手术器械。

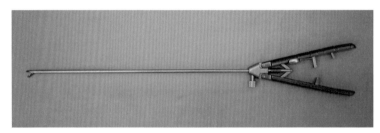

图2-69　持针器

(一)使用前检查

1. 外观的检查　检查内容包括: ①钳身: 是否平整光滑,无变形。②密封帽: 是否存在且完整。③头端夹持部: 是否有明显磨损,配件是否丢失。④持针器手柄锁齿: 持针器手柄锁齿应完整,无明显磨损。⑤各联动杆、其他零件: 联动杆、螺丝、零件等是否存在且完整。

2. 功能性检查　检查内容包括: ①头端咬合: 咬合位置准确,不错位。②头端开合: 钳头开合良好,开合时保证钳身无晃动。③钳身旋转性能: 使用时钳身左旋右旋均良好、顺畅。④手柄锁齿锁合: 手柄锁齿锁合可靠,在锁合状态下,除人为因素打开钳头外,其不可自行弹开。

(二)使用中注意事项

在术中或术后不使用时,应将手柄锁齿打开,使持针器钳头处于张开的状态。

（三）使用后检查

1. 外观检查 整体结构完整,头端夹持部、手柄锁齿处无变形及明显磨损,钳身光滑平整、无划痕和裂纹。

2. 锁合能力检测 检查:①其在锁定状态下,夹持各类型缝针均无旋转及脱落。②在持针器手柄打开及锁合过程中,操作稳定流畅且无卡顿感。

3. 钳头夹持力测试 夹持力应适中,过松易发生缝针旋转、脱落;过紧易出现缝针和持针器夹持部的损伤。

八、电外科腹腔镜手术器械

电外科腹腔镜手术器械是在腹腔镜手术中对手术部位行切割、分离、凝血等操作的手术器械。包括电钩、双极电凝钳等。

（一）使用前检查

1. 外观检查 各部件是否完整,无损坏、无缺损;电源线及连接手柄完好,绝缘层完整、无老化、无破损;手柄及导线连接处应保证干燥、无水渍。

2. 功能性检查 双极器械的检查:电外科双极器械工作端夹住或大面积接触生理盐水纱布后击发,观察生理盐水纱布上的反应,若其收缩,则双极电凝工作正常;若没反应,则表示无电流通过,不能正常工作,需要对其自身及连接设备进行检测和维护。单极器械的检查:确保连接负极板后,能正常击发。

（二）使用中注意事项

1. 手术中放置位置 应将此类器械放置于洗手护士操作托盘上或手术器械台上,不可直接放置于覆盖病人身体的无菌单上,以防因不当操作误击发,对患者造成电灼伤。

2. 手术中清洁 若工作端有血渍或污渍,直接用生理盐水纱布擦拭即可;若工作端有结痂,应用生理盐水纱布进行清洁擦拭;不可用坚硬或锋利的物品暴力清除器械表面的结痂。

（三）使用后检查

使用后,应对电外科手术器械进行绝缘性测试,检查是否有漏电现象;检查头端工作部的磨损情况。

九、闭合管腔类

闭合管腔类器械(图2-70)是用于夹持各种材料和型号的血管结扎夹,闭合各管腔以达到控制出血、闭锁管腔的手术器械,如动脉、静脉、淋巴管等。

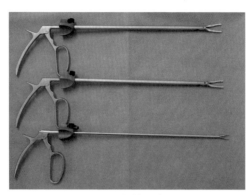

图2-70 闭合管腔类器械

（一）使用前检查

1. 外观检查 检查内容包括：①工作端（图2-71）：结构是否完整；两端头的弧形凹槽是否有明显磨损；②钳身：是否有变形；③波轮及波轮处黑色盖板（图2-72）：结构完整，无裂痕、无缺损；④冲洗口密封帽：有无损坏和丢失。

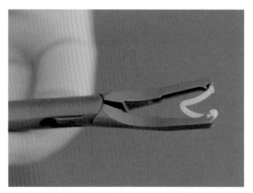

图2-71 工作端及弧形凹槽

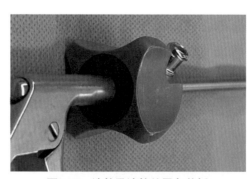

图2-72 波轮及波轮处黑色盖板

2. 功能性检查 检查其工作端开合是否顺畅、咬合是否精确。

（二）使用中注意事项

1. 工作端的保护 端头的凹槽及咬合面结构精细，不与硬物接触。

2. 选择匹配的血管结扎夹 应选择与器械型号相符合的血管结扎夹。

3. 避免暴力操作 安装血管结扎夹时动作需轻柔，以防工作端两端错位导致夹闭不畅，而产生管腔损伤。

（三）使用后检查

使用后检查其工作端的咬合功能，应咬合有力、精准、不错位。

十、可重复使用的管路

在腹腔镜手术中可重复使用的管路，此书以可重复使用气腹管为例。

（一）使用前检查

1. 外观检查 检查内容包括：①整体外观：观察管路表面及/或两端接头是否有破损及缺损现象，管腔内壁是否有水渍；②接头及连接处：连接是否牢固，是否有松动。

2. 功能性检查 密闭性检查：需要输送气体的管路，可采用压力测试或者真空测试检查密闭性，防止手术中气体的外漏。

（二）使用中注意事项

1. 正确的连接 应正确连接管路，确保其连接处紧密无误。

2. 妥善的固定 手术中应将各管路妥善固定在手术台上，以防掉落。

3. 排布合理 管线较多时，应合理安排和布局，避免互相压迫，任何管路均不应发生打结现象，以免发生管路的损坏和手术意外。

（三）使用后检查

使用后应注意检查各管路的状态，如有破损、变形，应立即更换；还需要监测密闭性，防止再次使用中造成气体的外漏。

第三节　机器人手术系统器械的使用和检查

随着以各种内窥镜为代表的微创外科的不断发展，传统的内窥镜缺乏三维视觉空间，操作时器械工作端会产生震颤，给手术操作带来了不便，也给手术医生造成了困扰，机器人手术随之诞生和发展。内窥镜机器人手术有3D高清立体视觉系统及震颤过滤系统等，精度更高、操作更简易，较之普通腔镜手术有很多优势。

内窥镜手术机器人系统是一种尖端的手术技术,是一种更自动化、智能化的内窥镜系统,由外科医生控制台、患者手术平台(床旁机械臂)和影像处理平台三部分组成。患者手术平台,即机械臂可以模拟外科医生的手术操作;外科医生控制台负责控制机械臂的运动和操作;影像处理平台可实时监测手术过程中的图像和数据。现已经越来越广泛的应用于各外科手术中,如胸外科、泌尿外科、结直肠外科、妇瘤科等,手术医生可通过直接操控控制台的操纵臂,来远程进行手术操作,可精确地完成各种复杂手术。

一、机器人内窥镜

机器人内窥镜(图2-73)是由内窥镜镜头、线缆、内窥镜接头组成,其中内窥镜镜头分为镜头端头、镜头杆、镜头基座(含摄像头部分)和壳体。机器人内窥镜具有高分辨率和3D成像功能,为手术医生提供了更清晰更直观的手术视野。

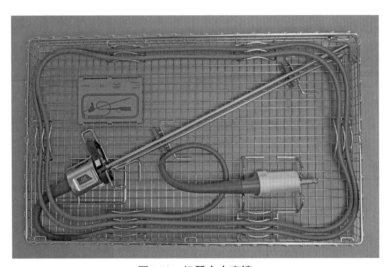

图2-73 机器人内窥镜

(一)使用前检查

机器人内窥镜在使用前的检查,主要是检查镜头的外观:

1. 镜头物镜侧(图2-74) 是否有裂痕、破损,是否有污渍。

2. 镜头镜体 是否有弯曲、凹痕、裂纹。

3. 内窥镜接头 检查接头是否完整。

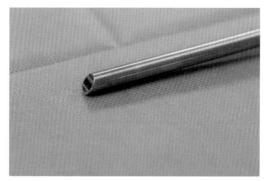

图2-74　镜头物镜侧

4. 镜头基座（图2-75）　基座是否完整,圆盘孔处是否有裂痕、缺损。
5. 线缆　绝缘层无断裂、无破损、无折痕。

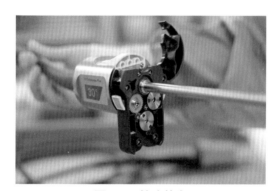

图2-75　镜头基座

（二）使用中注意事项

1. 校准　在手术开始前,应确保机器人内窥镜镜头已正确安装并校准（系统会自动完成）。

2. 镜头保护　注意避免与硬物接触和碰撞;注意保持镜头的清洁,有血渍、污渍时应及时清洁,以免影响手术视野。

（三）使用后检查

1. 光学性能检查　术后应对镜头的清晰度、色彩还原和视野范围进行检查。

2. 机械性能检查　检查镜头与机械臂的连接是否紧密;镜头的运动范围是否正常,在运动过程中是否有卡顿和异响。

二、机器人手术器械

机器人手术器械是机器人手术系统中的重要组成部分。通过机械臂系统进行具体手术操作的器械臂,可对手术部位进行分离、抓取、剪切等操作。机器人手术器械由器械壳体、器械轴体、器械腕和器械工作端组成。

（一）使用前检查

1. 外观检查 检查内容包括:①器械壳体:壳体整体是否有裂痕、破损、变形;圆盘是否缺失;冲洗口是否通畅、完整;释放按键是否正常;电刀线接口形态是否完整、无形变。②器械轴体:是否有弯曲、变形、凹痕。③器械工作端:端头是否完整,齿痕是否清晰。④器械腕:结构是否完整。

2. 功能性检查 使用前检查机械臂系统是否能与手术器械连接紧密,器械工作端能否开合正常,机械臂转动是否精准、灵活、稳定。

（二）使用中注意事项

1. 器械固定稳妥 手术器械应准确安装于器械臂上;在安装过程中,应避免机械臂及手术器械与手术间其他物体发生接触和碰撞,以免损坏机械臂及器械。

2. 避免粗暴操作 操作时的动作要精准、精细,避免操作用力过猛,以免对器械臂和手术器械造成损坏,也谨防对患者造成损伤。

（三）使用后检查

1. 手术器械完整性 各部件是否完整,无损坏和缺失。

2. 操作精确性 机械臂的运动是否正常,无卡顿;手术器械定位的精确性测试、操作稳定性测试。器械工作端是否能正常开合且无错位、无松动。

三、机器人手术附件

机器人手术附件是机器人手术系统中的重要组成部分,包括:①一次性使用附件:端头盖、套管密封件、无刃闭孔器(尖头)、异径管等。②可重复使用附件:器械释放套件、Hasson锥体、套管、钝型闭孔器、器械引导器、各种线缆等。这些附件可帮助临床更好的实施手术,保证机器人手术的顺利进行。

（一）使用前检查

1. 外观检查 检查附件是否完整,无破损、无变形;检查各种线缆绝缘层是否完整,无断裂、无折痕。外包装是否完整,使用日期满足要求。

2. 功能性检查

（1）套管及套管密封件：确保其密闭性，无破损和裂痕，以维持手术区域的气压。

（2）器械引导器：保证其无磨损和损坏，以免影响引导手术器械的稳定性。

（二）使用中注意事项

1. 及时更换　在手术使用中，如有任何损坏和缺失，都应立刻停止使用并更换新的附件。

2. 正确安装　附件的安装应参照使用说明书，保证安装正确且牢固可靠，谨防术中脱落及损坏，而影响手术进程，增加手术风险。

3. 术中保护　术中需要对附件进行保护，避免其与尖锐、坚硬或高温物体接触。

（三）使用后检查

1. 完整性检查　是否完整，是否有破损、裂痕，是否变形。

2. 密封性检查　对套管和套管密封件采用密封性测试，检查是否有泄漏部位。

3. 耐压测试和耐温测试　检查套管和套管密封件在压力加大及不同温度条件下，是否有形变和漏气。

第四节　精密手术器械的使用和检查

显微手术器械是指用于某些特殊手术中，结构精细复杂，对清洗、消毒、灭菌处理有特殊方法和要求的手术器械。此类器械具有高度的精确性和稳定性、制作材质优良、操控灵活且安全可靠。显微手术器械在临床上应用广泛，常用科室包括头颈外科、神经外科等需要完成精细解剖或在显微镜下进行操作的手术科室，以提高手术效果，减少手术误差。

一、显微手术刀

显微手术刀是用于对精细组织进行稳定、精准切割的器械，经常与显微镜配合使用，以确保手术的精细性及最小的创伤。

（一）使用前检查

1. 外观检查　检查内容包括：①刀柄：是否有磨损、变形；边缘是否平滑,应确保握持刀柄的舒适性且不易滑脱、移位。②刀片:是否完整无缺损;刀刃锋利,无卷边、无毛刺。

2. 功能性检查　应检查刀片的锋利度,保证其功能正常。

(二)使用中注意事项

1. 及时更换刀片　需要定期更换刀片,保持刀片的锋利,确保对组织的切割精度。

2. 安全使用　在不使用时要及时放入弯盘,以防意外事故。

3. 适配性　显微手术刀刀柄要与相对应型号的刀片配合使用;手术刀的选择要满足手术的需要。

(三)使用后检查

1. 刀片稳定性　刀柄安装刀片部位是否有明显磨损,在与刀片连接时是否能保证刀片稳固,使用时不产生晃动和移位。

2. 刀柄完整性　检查刀柄外观是否完好无变形;有螺丝或固定装置的,则检查是否完好,若损坏或缺如,应立即更换。

二、显微手术剪

　　显微手术剪(图2-76)是用于精确剪切组织或缝合线的剪刀,其刀刃部细小、锐利,适合进行精细的组织切割。

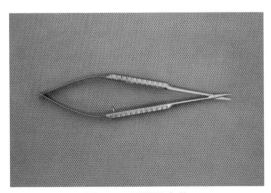

图2-76　显微手术剪

(一)使用前检查

1. 外观检查　检查内容包括:①整体外观(图2-77):结构完整,无变形、无明显磨损。②剪刃(图2-78):刀刃平滑完整,无磨损、无锈蚀。③尾端支撑弹片(图2-79):对位准确,无晃动。

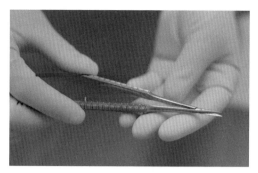

图2-77 检查整体外观

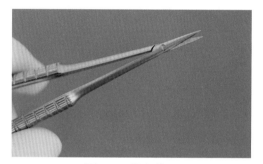

图2-78 检查剪刃

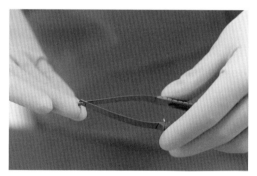

图2-79 检查尾端支撑弹片(显微手术剪)

2. 功能性检查 检查内容包括: ①开合功能检查: 剪刀工作端开合流畅,无阻力无卡顿,不过分松弛。②夹持功能检查: 夹持力适中,不过紧过松。

(二)使用中注意事项

1. 术中及时清洁 在使用中应及时去除工作端血迹及残留组织。

2. 避免磕碰 因其结构精细易损坏,所以尽量避免与其他手术器械或物品发生磕碰,闲置时要收回至器械保护盒内; 在术中还要避免其掉落手术台。

（三）使用后检查

1. 完整性检查 整体应完好,无变形、无断裂。

2. 刀刃的检查 刀刃锋利,表面应平滑完整,无缺口、无磨损。

3. 开合功能检查 开合应顺畅,无卡顿及阻碍。

三、显微持针器

显微持针器（图2-80）是用于夹持和操纵缝针在狭小的手术空间内进行精细部位的缝合,其可精准控制缝针的位置和方向。

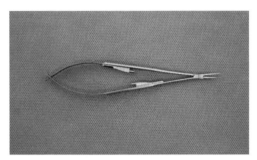

图2-80 显微持针器

（一）使用前检查

1. 外观检查 检查内容包括:①钳柄（图2-81上）:结构完整无变形,手柄防滑纹无明显磨损。②钳柄锁扣（图2-81下）:形态完整,无缺损、无明显磨损。③轴节连接处（图2-82）:无污渍、无锈蚀,无明显磨损。④工作端（图2-82）:尖端圆钝,咬合面光滑、无损坏。⑤尾端支撑弹片（图2-83）:无变形,对位准确。

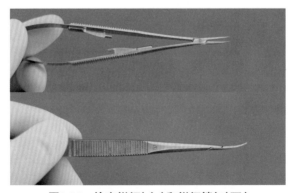

图2-81 检查钳炳（上）和钳炳锁扣（下）

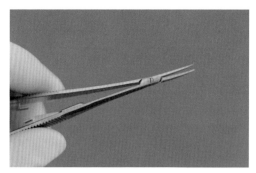

图2-82　检查轴节连接处和工作端

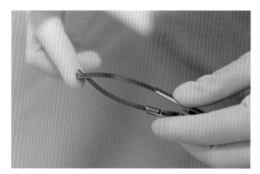

图2-83　检查尾端支撑弹片（显微持针器）

2. 功能性检查　检查内容包括：①夹持功能检查：能顺利夹持和释放缝针，检查尾端支撑弹片状态是否良好，保证开合无卡顿；②开合度检查：开合顺畅，使用时应操作精准，无卡顿感，操控轻松舒适。

（二）使用中注意事项

1. 缝针夹持位置　应将缝针夹持在工作端中部，确保其稳定性。

2. 选择匹配的缝针　若夹持与持针器不匹配的缝针，可能导致滑脱或夹持不稳，影响手术安全。

3. 夹持力　力度适中，防止夹持过轻导致缝针滑脱或旋转；夹持过重易使缝针变形。

（三）使用后检查

1. 完整性检查　确保无明显损坏、变形；特别检查轴节连接处、支撑弹片、钳柄锁扣等处，有无明显磨损及松动。

2. 夹持功能检查　检查是否能力度适中、稳定的夹持缝针；若夹持过松或者过紧，则需要调整或更换。

3. 手柄锁扣功能检查　在锁定状态下,缝针应夹持坚固稳定、力度适中;不应移位、滑脱或旋转。

4. 开合度检查　工作端在钳柄的控制下,应能顺畅的开合各个角度,无卡顿感。

四、显微手术钳

显微手术钳(图2-84)是在显微手术中用于夹持、分离、固定和移动微小的组织和器官的手术器械,也可协助完成缝合等精细的手术操作。其尖端精细,有多种类型,以满足不同部位、不同要求的显微手术。

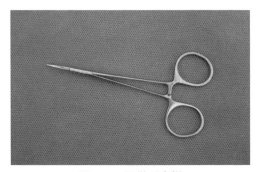

图2-84　显微手术钳

（一）使用前检查

1. 外观检查　检查内容包括: ①整体外观(图2-85):结构完整,表面光滑,无损坏、无裂纹、无变形、无锈蚀。②工作端(图2-86):尖端完整,无毛刺、无倒钩;边缘尖锐无钝化。③轴节(图2-86):平整光滑,无锈蚀、无明显磨损。④钳柄及指圈(图2-87):平滑圆润、无锐边及毛刺。

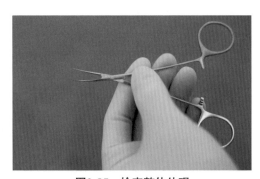

图2-85　检查整体外观

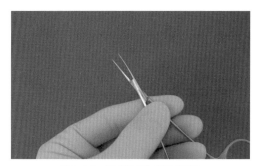

图2-86　检查工作端和轴节

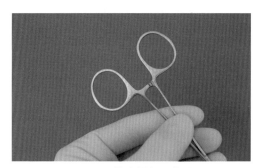

图2-87　检查钳炳及指圈

2. 功能性检查　检查内容包括：①夹持功能：夹持力适中，不过松或过紧。②开合功能：闭合工作端，应贴合紧密，无明显缝隙；多次打开、闭合工作端，应开合顺畅，无卡顿、无晃动、无错位。

（二）使用中注意事项

1. 器械保护　使用时应轻拿轻放，避免磕碰和掉落手术台；闲置时，放入专用器械盒中（图2-88），不与其他器械混放。

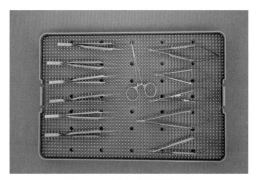

图2-88　放入专用器械盒

2. 选择适合的显微手术钳 显微手术钳种类众多,在使用时要熟知各显微手术钳的结构和功能,应根据组织类型和手术需要选择合适的手术钳,以防造成组织损伤及手术钳的损坏。

（三）使用后检查

1. 完整性检查 整体结构完整,无明显磨损和变形;工作端齿形清晰完好。

2. 开合功能检查 开合应顺畅,无阻滞和卡顿;开合应稳定,工作端无松动和脱落。

3. 夹持功能检查 应对夹持力进行测试,确保其夹持的稳定性,以防出现手术中组织突然滑脱或释放的情况。

五、显微镊

显微镊(图2-89)是常用的显微手术器械之一,可用来提取、分离微细组织和夹提缝线打结。其工作端精细,可通过手柄调节夹持力,可进行小血管、神经等微小组织的解剖。

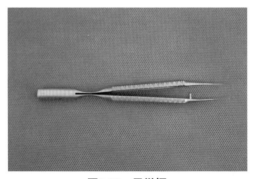

图2-89 显微镊

（一）使用前检查

1. 外观检查 检查内容包括:①整体外观(图2-90):结构完整,无缺损、无断裂。②镊身(图2-91):表面纹路清晰无明显磨损,无明显的凹陷和凸起。③工作端及尖端(图2-92):结构完好,无变形或缺损。

2. 功能性检查 检查内容包括:①工作端对合性检查(图2-93):将工作端尖端闭合,应接触紧密无错位。②在显微镜下进行反光性能检查:观察显微镊是否反光,若其表面平整光滑,则无反光;若反光过强、光斑明显,则需要及时更换或清洁。

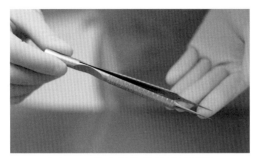

图2-90 检查整体外观（显微镊）

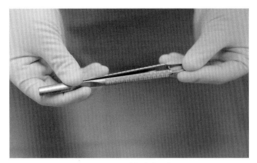

图2-91 检查镊身

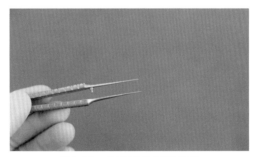

图2-92 检查工作端及尖端

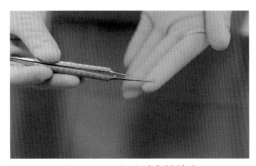

图2-93 工作端对合性检查

（二）使用中注意事项

1. 选择匹配的显微镊 避免夹持超出显微镊适用范围的组织，以免造成工作端损坏或断裂。

2. 及时清洁 如显微镊表面有血渍或污渍，应及时清理，以免产生反光而影响对手术野的观察，导致手术失误。

3. 术中存放与保护 闲置时，应放置于专用的器械盒中，以防磕碰或掉落造成的损坏。

（三）使用后检查

1. 完整性检查 检查整体结构是否完整，尤其尖端是否无缺损、无变形，无过度磨损；整体表面是否凹凸不平，在显微镜下是否有反光。

2. 夹持功能 可通过夹持并释放纸巾或纱布的方法来检查其夹持功能。夹持力应适中，不可过松或过紧；夹持应稳定，在夹持过程中顺畅无卡顿。

3. 工作端对合性检查 将工作端尖端对合，应接触紧密且无错位。

六、显微血管夹

显微血管夹（图2-94）是用于在术中通过夹闭微小血管或其他出血点控制出血，以减少手术中出血、保证手术野清晰的手术器械。其有多种规格，适用于不同管径血管的止血。

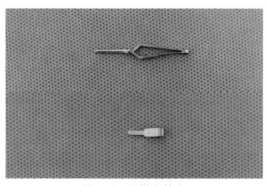

图2-94 显微血管夹

（一）使用前检查

1. 外观检查 检查内容包括：①整体外观：夹体是否完整，无断裂、无变形。②血管夹尖端：尖端齿形是否清晰，无明显磨损；尖端边缘应锋利，无磨损、无钝化。

2. 功能性检查 检查内容包括: ①开合功能(图2-95): 轻轻按动夹体,检查是否可以正常开合,无卡顿、无过大阻力。②夹持功能: 检查尖端是否闭合紧密。

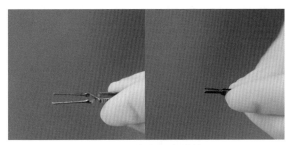
图2-95 检查开合功能

(二)使用时的注意事项

1. 须精细操作 使用显微血管夹时应轻柔,用力适当。

2. 选择匹配的血管夹 根据要夹闭血管的管径大小,选择适合的血管夹,以免造成止血效果不佳或损伤血管及周围组织。

3. 避免损伤周围组织 夹持血管时定位精确,与周围组织减少产生接触或摩擦; 释放血管夹时,动作应尽量轻柔、稳定,防止因粗暴操作造成的血管和周围组织损伤。

(三)使用后检查

1. 完整性检查 检查整体结构是否完整,无变形、无断裂、无缺损。

2. 夹持功能 检查尖端夹合部位是否可完全闭合,无错位; 夹持力适中。

七、显微吸引冲洗器

显微吸引冲洗器(图2-96)是一种在显微手术中用于吸引手术区域中的血液、组织碎片、其他污染物及清洗手术区域,以保持手术区域干净,保证手术视野清晰的手术器械。

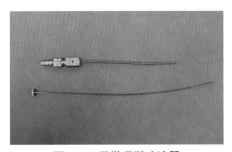
图2-96 显微吸引冲洗器

（一）使用前检查

1. 外观检查　检查内容包括：①整体外观（图2-97）：是否完整，无明显变形、无凹陷；②吸引冲洗器头端（图2-98）：表面是否光滑，边缘无粗糙、无毛刺。

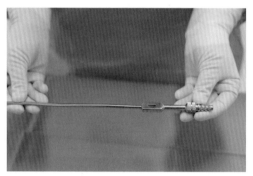

图2-97　检查整体外观（显微吸引冲洗器）

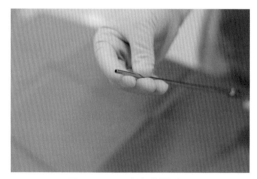

图2-98　吸引冲洗器头端

2. 功能性检查　检查管腔是否通畅。

（二）使用中注意事项

1. 保持管腔通畅　术中要及时清洁、疏通管腔，确保术中冲洗吸引通畅不堵塞。

2. 操作轻柔、吸引压力适中　根据手术需要调节吸引和冲洗的压力，操作稳定轻柔，防止对组织造成损伤。

（三）使用后检查

1. 完整性检查　检查整体结构是否完整、无变形。

2. 功能性检查　检查管腔是否通畅。

第五节　手术动力系统器械的使用和检查

手术动力系统是一类辅助手术的器械,主要作用为切割、离断、钻孔、打磨等,涉及的手术包括提供动力的主机、动力手柄、马达、电缆线、工作端(磨、钻、铣刀等)、脚踏控制器组成的手术器械。主要作用为切割、削磨、钻孔、锯开骨质等,通常用于头颈外科、神经外科等手术,其中头颈外科手术又包括口腔颌面、耳鼻咽喉及整形等各式式。

一、头颈外科动力系统

(一)头颈外科临床常用动力系统

头颈外科常用的动力系统(图2-99)包括各种锯、钻、磨头等,如往复锯、垂直摆动锯、钻和磨头等。

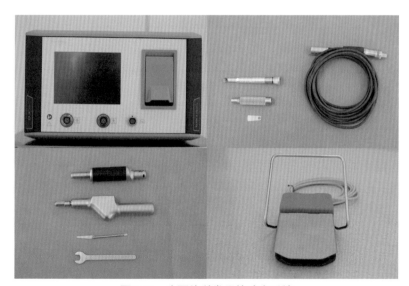

图2-99　头颈外科常用的动力系统

(二)使用前检查

1. 外观的检查　检查内容包括:①整体外观:结构完整无变形。②手柄:表面平整光滑,无磕碰、变形。③工作端:钻头、磨头完整无变形;锯片完整,齿形清晰,无缺损;前端均无明显磨损。④导线:外皮无破损,导线无折痕,接头完整无变形。⑤配件:配件齐全,螺丝无松动,密封帽无缺失。

2. 功能性检查 检查内容包括：①手柄处卡扣伸缩良好；手柄与工作端连接，能锁紧，不松动、脱落；②脚踏控制器/主机控制按键：连接整套动力系统，能正常开启或停止工作；主机控制按键可正常调节转速等，功能良好。

（三）临床常用头颈外科动力系统的装卸

1. 往复锯的拆分与组装

（1）往复锯的拆分（图2-100）：从上到下分别为手柄、马达、专用扳手、往复锯锯片。

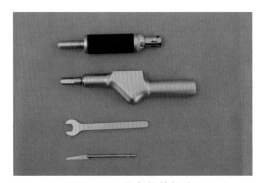

图2-100 往复锯的拆分

（2）往复锯的组装：具体步骤为：①安装往复锯锯片（图2-101）：将往复锯锯片安装于马达前方的刀具导向轴中。②固定往复锯锯片（图2-102）：用专用扳手将刀具导向轴拧紧，保证往复锯锯片安全固定在位。③与手柄连接（图2-103）：将连接好的马达和往复锯锯片与手柄相接，安装完成。

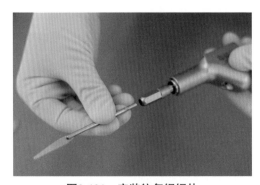

图2-101 安装往复锯锯片

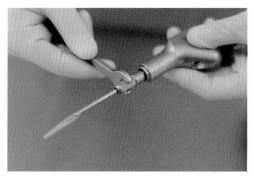

图2-102　固定往复锯锯片

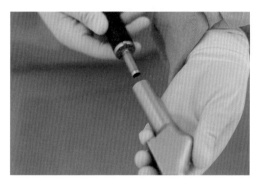

图2-103　与手柄连接

2. 摆动锯的拆分与组装

（1）摆动据的拆分（图2-104）：从上到下分别为手柄、马达、专用螺丝刀、摆动据锯片（2种）。

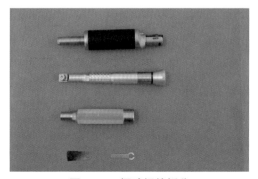

图2-104　摆动锯的拆分

（2）摆动据的组装：具体步骤为：①拧松马达前端螺丝（图2-105）：用

专用螺丝刀,拧松马达前端的螺丝,尽量不要使其掉落。②安装摆动据锯片(图2-106):将锯片开口端与螺丝相扣。③固定摆动据锯片(图2-107):将马达前端螺丝拧紧,确保锯片固定在位。④与手柄连接(图2-108):将连接好的马达和摆动锯锯片与手柄相接,安装完成。

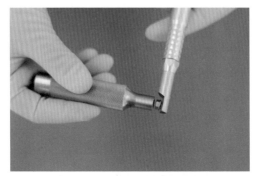

图2-105 拧松马达前端螺丝

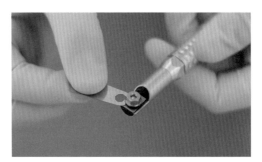

图2-106 安装摆动锯锯片

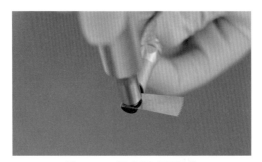

图2-107 固定摆动锯锯片

3. 钻/磨头的拆分与组装

(1)钻/磨头的拆分(图2-109):从上到下分别为手柄、马达、磨头、钻。

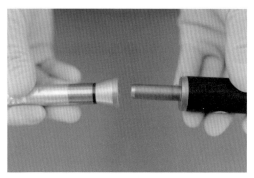

图2-108　与手柄连接(摆动锯)

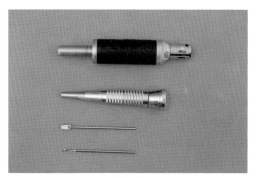

图2-109　钻/磨头的拆分

（2）钻/磨头的组装：以磨头的组装为例,其具体步骤为: ①安装钻/磨头（图2-110）：将钻/磨头放置于马达前方的钻床中,触到底端即可。②固定钻/磨头（图2-111）：右手向后拉动马达上的锁定开关,同时左手将钻/磨头插至钻床底端,松开锁定开关,将钻/磨头固定在位。③与手柄连接（图2-112）：将连接好的马达和钻/磨头与手柄相接,安装完成。

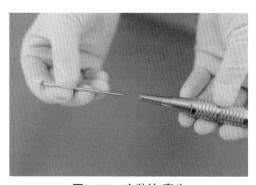

图2-110　安装钻/磨头

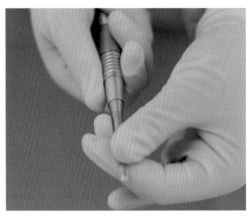

图2-111　固定钻/磨头

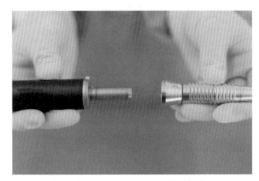

图2-112　与手柄连接（钻/磨头）

（四）使用中注意事项

1. 往复锯　①安装：安装往复锯片与马达前，务必切断电源；②往复锯片朝向：根据手术需要确保锯片齿面朝向正确，一般锯片齿面朝下。③固定锯片时：要锁紧，但注意不要过度拧紧，以防损坏往复锯片或刀具导向轴。

2. 摆动据　①使用前需测试：各部分一定要确认安装牢固，使用前在远离人群方向启动，启动后确认状态良好即可使用。②摆动幅度的监控：术中要调整适合的摆动幅度，以免损伤周围组织。

3. 钻/磨头　①选择钻/磨头：根据手术部位，选择合适的钻/磨头。②选择合适的转速：低转速影响手术效果，高转速可能会导致组织的损伤。

（五）使用后检查

1. 整体性检查　检查各部分及工作端是否完好、无断裂和变形。

2. 功能性检查 检查内容包括: ①工作端连接稳定性检查: 检查钻/磨头在固定后,是否与马达连接紧密、无松动。②钻头锋利度/精准度检查: 通过在测试材料上钻孔,检查钻面的完整度和钻孔的直径及深度等判断。③磨头磨除力检查: 在测试材料上启动磨头,观察磨面质量及磨除组织的速度。

二、神经外科动力系统

(一)神经外科临床常用动力系统

常用的神经外科动力系统(图2-113)包括电动开颅钻、铣刀、各种磨钻和锯等。

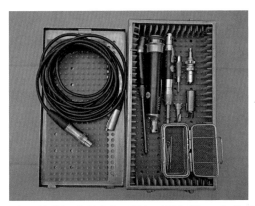

图2-113 常用的神经外科动力系统(开颅钻、铣刀、各种磨钻和锯)

1. 电动开颅钻 是一种使用电力驱动系统产生动力,在颅骨上钻孔,用于打开颅腔的手术器械。电动开颅钻组件包括开颅钻马达、自停开颅钻钻头基座、可更换自停开颅钻钻头。

2. 铣刀 是一种带有高速旋转的刀头,可削除骨组织。通常用法是将颅骨上的颅骨钻孔间铣开,摘除颅骨,暴露手术部位。铣刀分为高速马达、铣刀手柄、铣刀保护鞘(定向、万向)、铣刀片(螺纹型、三棱形)。

3. 磨钻 包括磨头和钻头:磨头是一种手术中用于打磨和抛光组织的工具,可去除多余的骨质,使手术部位组织平滑;钻头是用来打孔的工具。磨钻一般由磨钻手柄和磨头构成;磨钻手柄一般分为直型手柄、角度型手柄、加长型手柄;磨头一般分为球形磨头、锥形磨头、盘形磨头。

(二)使用前检查

1. 外观的检查 检查内容包括: ①整体外观: 结构完整无变形。②马达:

两端连接处完整,无变形。③工作端:锋棱清晰,整体结构完好。钻头、磨头完整无变形;锯片完整,齿形清晰,无缺损;前端均无明显磨损,能否进行安全固定。④手柄:表面平整光滑,无磕碰、变形。⑤导线及配件:外皮无破损,导线无折痕,接头完整。配件齐全,螺丝无松动,密封帽无缺失。

2. 功能性检查 检查内容包括:手柄处卡扣伸缩良好;手柄与工作端连接,能锁紧,不松动、脱落;连接整套动力系统,能正常开启和工作。安装后无松动,无扭转。确保安全的情况下,打开主机保险,按下脚踏开关,在机器处于低速运转状态下,检测各项目功能,再调至所需转速;低速对无人区域进行测试,工作端(钻头、铣刀、磨头等)能正常使用。

(三)临床常用神经外科动力系统的组装

1. 电动开颅钻的拆分与组装

(1)电动开颅钻的拆分(图2-114):从上到下分别为马达、开颅钻钻头、钻头套筒、钻头基座。

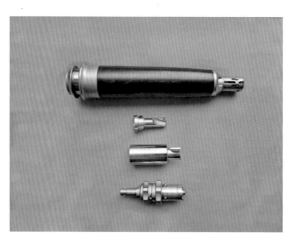

图2-114 电动开颅钻的拆分

(2)电动开颅钻的组装:具体步骤为:①安装开颅钻钻头和钻头套筒(图2-115):将开颅钻钻头装入钻头套筒时,注意对准卡槽,否则钻头露出不完全。②与钻头基座相连(图2-116):将已安装好的部分,连接于钻头基座上。③与马达相连(图2-117):右手按下卡扣,左手将已安装好的钻头部分插入马达,触底后松开右手卡扣即可。④与手柄相连(图2-118):将连接好的钻头和马达部分,连接到手柄上,安装完毕。

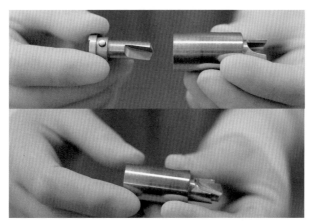

图2-115 安装开颅钻钻头和钻头套筒

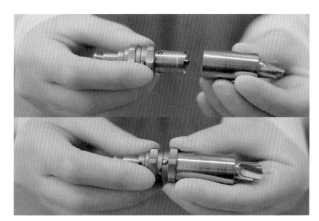

图2-116 与钻头基座相连

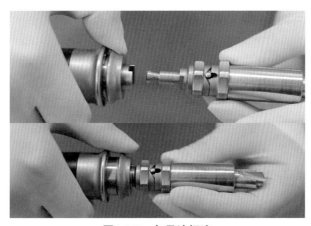

图2-117 与马达相连

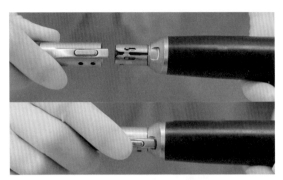

图2-118　与手柄相连（开颅钻）

2. 铣刀的拆分与组装

（1）铣刀的拆分（图2-119）：从上到下分别为：马达、保护鞘、铣刀头。

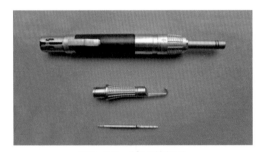

图2-119　铣刀的拆分

（2）铣刀的组装：具体步骤为：①安装铣刀头（图2-120）：右手握住马达，左手将铣刀头插入。②安装保护鞘（图2-121）：右手拇指将马达上卡扣打开，左手安装保护鞘，卡扣卡住保护鞘后，右手松开，保护鞘即锁紧。③与手柄连接（图2-122）：将安装好的铣刀刀头部分与马达相连，安装完毕。

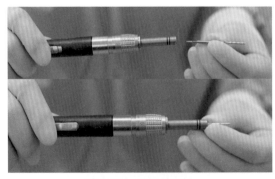

图2-120　安装铣刀头

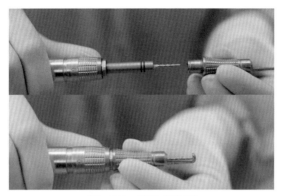

图2-121 安装保护鞘

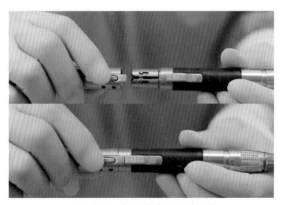

图2-122 与手柄相连(铣刀)

3. 磨/钻/锯的拆分与组装

(1) 磨/钻/锯的拆分(图2-123): 分别为马达、钻。

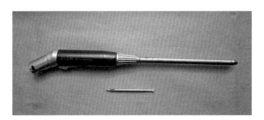

图2-123 磨钻的拆分

(2) 磨/钻/锯的组装: 具体步骤(图2-124)为: ①拨开卡扣,左手拇指拨动马达上卡扣。②安装钻头,将钻头插进马达钻夹中,左手松开卡口,安装完毕。

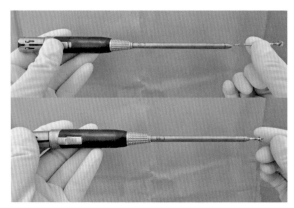

图2-124　磨钻组装的具体步骤

（四）使用中注意事项

1. 电动开颅钻　钻头应始终垂直于手术面,转孔时应用力下压。

2. 铣刀　在使用过程中,应选择适当的保护装置,防止组织飞屑; 及时清理组织飞屑,以免影响手术操作; 在使用时注意冷却; 手柄应垂直于手术面,并在铣削过程中,防止过度铣削和损伤; 操作时,保持稳定,维持稳定的切削速度,避免铣刀在工作过程中产生晃动和突然移位,以免损伤正常组织; 及时清理残留碎屑和血渍; 注意使用中是否有异响。

3. 电缆线　术中应保持自然曲度,避免打折或曲度过大,尤其要注意靠近手柄处的电缆线。

4. 冷却　操作过程中,应持续向操作部位喷水,防止局部温度过热,造成组织损伤。

5. 及时清洁　术中及时清洁工作端(钻头、铣刀、磨头等)的血渍及骨残渣。

6. 放置位置　手术过程中,不能将工作端放在患者的身上或悬挂在患者身侧,以免误击发造成损伤。

（五）使用后检查

1. 整体性检查　检查整体结构是否完整,各部分及工作端是否完好、无断裂和变形。

2. 功能性检查　应对铣刀的转速、削切力度及削切的稳定性进行检查; 也要对铣刀的安全性进行评估,在保障患者的手术顺利进行的同时,也要保护医护人员的安全。

三、其他科室动力系统

（一）其他科室临床常用动力系统

在胸外科手术中有需要经胸骨正中劈开暴露术野的术式,如纵隔肿物切除术、胸腺瘤切除术等,需要使用电动胸骨锯劈开胸骨。

（二）电动胸骨锯在使用前检查

1. 外观检查　检查内容包括锯片完整性: 锋利且结构完整、齿形清晰、边缘平缓,无磨损。

2. 功能性检查　检查内容包括: ①锯片固定的稳定性: 安装好后,检查锯片是否松动,甚至脱落; ②开关功能检查: 锯片确认安装完好后,开启开关、关闭开关,测试开关的功能是否正常。

（三）电动胸骨锯的装卸

1. 电动胸骨锯的拆分(图2-125)　主机、电池盖板、保护鞘、锯片、电池连接件。

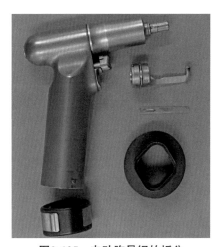

图2-125　电动胸骨锯的拆分

2. 电动胸骨锯的组装　具体步骤为: ①安装锯片(图2-126): 左手将主机前端锯片夹向后拉,使锯片夹打开,将锯片插入。②安装保护鞘(图2-127): 将保护鞘顺锯片方向套于锯片夹上,注意对准卡扣; 沿"锁"的方向拧紧保护鞘,固定锯片。③安装电池(图2-128): 将电池连接件装到主机手柄处,装入电池,撤除电池连接件,盖紧电池盖板。安装完毕。

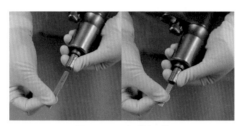

图2-126　安装锯片

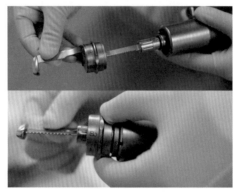

图2-127　安装保护鞘(电动胸骨锯)

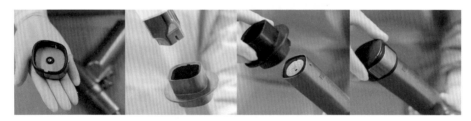

图2-128　安装电池

（四）电动胸骨锯在使用中注意事项

1. 电源　防止踢踏电源线,造成突然断电,发生手术意外。

2. 锯片　操作时尽量避免手部触摸锯片,防止受伤。

3. 防止误击发　术中暂时不使用胸骨锯时,要打开保险装置,防止误击发。

4. 术中观察　启动时应注意观察电动胸骨锯有无异常振动和异响。

（五）电动胸骨锯在使用后检查

1. 完整性检查　检查整体结构是否完好,尤其是锯片是否完整、无断裂、无裂纹和变形。

2. 功能性检查　应检查电动胸骨锯的切割深度、切割轨迹是否精确稳定。

第三章

手术器械再处理技术

手术器械再处理是指将可重复使用的医疗器械、器具和物品回收至消毒供应中心进行集中处理,以满足后续使用要求的被确认过程。再处理包括清洗、消毒、包装、灭菌、监测及无菌物品供应等处理过程。

第一节　手术器械预处理

手术器械预处理是指对使用后的诊疗器械、器具及物品进行初步处理,包括去除肉眼可见的明显污物,保湿,对锐利及精密器械进行保护等操作。预处理是器械彻底清洗的前提,包括现场预处理和清洗前预处理。其目的是防止污染物干涸,保证清洗质量,减少对器械的腐蚀;对朊病毒、气性坏疽及突发原因不明的传染病病原体污染,进行无害化处理,避免污染的扩散。

一、手术器械预处理的分类

（一）现场预处理

现场预处理要求使用者在使用间隙或使用后,及时去除器械上残留的血液、血渍、组织和肉眼可见的污染物,以及进行保湿等操作。

（二）清洗前预处理

清洗前预处理要求消毒供应中心人员在去污区根据器械的污染程度、精密程度及其结构特点进行分类,在常规清洗前进行的预处理,包括冲洗、浸泡等基本操作。

二、污染物分类

（一）按手术中产生污染物的来源分类

主要可分为血液、体液、分泌物、排泄物和病原微生物等。

（二）按污染物的化学性质分类

1. 有机物污染 有机物具有黏滞性,干涸后难以清除,易形成生物膜造成消毒灭菌的失败。器械的主要污染物为有机物,如血液、体液、分泌物等。

2. 无机物污染 无机物可引起器械的变色、电蚀和其他的变性,无机物污染的主要来源为生理盐水、体液当中的离子、消毒剂残留等。

3. 微生物污染 包括细菌性污染、病毒和真菌及其毒素等引起的污染。

（三）其他类型的污染物

1. 微粒污染 微粒广泛存在于环境中,具有较强的黏附能力,容易沾染在器械表面造成污染。

2. 特殊污染 是指朊病毒、气性坏疽及突发原因不明的特殊传染病病原体引起的污染。

三、预处理原则

（一）及时处理并分开放置

应在器械使用间隙或使用后现场立即进行器械预处理。将一次性使用物品与重复使用的诊疗器械、器具和物品分类放置,并按要求进行处理,如将纱布、引流管、缝线等丢弃医疗废物桶,刀片、缝针等尖锐物品放置专用锐器盒。

（二）器械保湿处理

手术器械上的组织残留物一旦干涸,将增加清洗的难度,影响器械清洗质量,易对器械造成损伤。重复使用的诊疗器械、器具和物品在使用现场去除明显污染物后,如人体组织、脂肪、血液及其他人体污染物等,应根据需要做好保湿处理,并置于密闭的容器中。

（三）专科器械及精密器械预处理

专科器械应遵循产品说明书的要求,做好现场预处理,精密器械应根据其结构和功能特点等,采取相应的保护措施。

（四）特殊感染手术器械预处理

被朊病毒、气性坏疽及突发原因不明的传染病病原体污染的诊疗器械、器具和物品,使用者应用双层封闭包装,并标明感染性疾病名称,由消毒供应中心单独回收处理。

四、手术器械预处理操作

（一）预处理操作前的准备

1. 人员准备　操作人员按要求着装,戴圆帽、口罩、手套,按需要选择防护服/防水围裙、穿专用鞋、戴护目镜/面罩。

2. 用物准备

（1）现场预处理:包括低纤维絮擦布、清洗剂和保湿剂等专用液体、密闭式容器、精密器械保护套等,有条件可配备预处理专用设备。

（2）清洗前预处理:专用手工清洗池,器械预处理专用设备及相应预处理用具如器械分类操作台、转运车、清洗篮筐等,选择专用清洗剂、清洗刷、保湿剂等,完善信息记录系统等。

（二）预处理操作

1. 现场预处理操作

（1）操作人员:手术室器械护士。

（2）操作方法:使用后宜采取擦拭的方法,去除手术器械、器具和物品上肉眼可见的污染物,根据需要使用器械保湿剂;精密器械应使用专用固定架和器械保护套、带卡槽的器械盒进行保护;不能在1小时内送至消毒供应中心清洗的,根据器械材质及产品使用说明书对器械进行相应的保湿处理。配备预处理清洗机时,可以使用机械预处理(图3-1)流程。

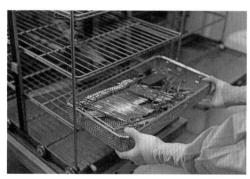

图3-1　机械预处理

2. 清洗前预处理操作

（1）操作人员:消毒供应中心去污区工作人员。

（2）操作方法:①手工预处理:选择适宜的清洗方法和对应的清洗剂去除器械上干涸的血渍、污渍、锈蚀、水垢、化学药剂残留及医用胶残留等。如污染较重的器械,清洗前可使用含酶清洗剂预浸泡和冲洗(图3-2),初步去除污染物。②机械预处理:采用机械清洗消毒设备如专用预处理设备、超声清洗机、清洗消毒机。如使用清洗消毒器的清洗程序,增加/调整预洗步骤、时间和温度的参数;如使用超声清洗器,增加/调整频率、时间的参数。

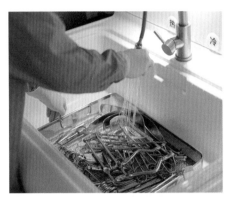

图3-2 冲洗

(3)注意事项:手工预处理冲洗时水温不宜过高,以防止附着的蛋白质凝固变形等现象,增加清洗难度。水温宜为15~30℃;如采用机械清洗预处理,应注意水温的设置。

第二节 手术器械的回收和分类

手术器械的回收是将污染的可重复使用的手术器械、器具和物品安全、及时地转运至消毒供应中心的过程,及时、安全回收,能够满足临床对器械使用的需要,提高器械的周转效率。

手术器械的分类是在清洗前,将可重复使用的手术器械、器具和物品根据其材质、结构、精密程度、污染类型及污染程度等进行分类,以便有针对性地选取相应的清洗消毒方法。

一、回收

(一)回收原则

1. 使用者应将使用后的可复用诊疗器械、器具和物品与一次性使用物品分开放置。

2. 可重复使用的诊疗器械、器具和物品放置在封闭的容器中,采用密闭方式回收; 精密器械应采取专业的保护措施, 由消毒供应中心人员集中回收处理。

3. 被朊病毒、气性坏疽及突发原因不明的传染病病原体污染的诊疗器械、器具和物品, 使用者应用双层封闭包装并标注感染性疾病名称, 由消毒供应中心人员单独回收处理。

4. 应及时回收, 不应在诊疗场所对污染的诊疗器械、器具和物品进行清点, 避免反复装卸造成对环境的污染。

5. 回收工具每次使用后应进行清洗、消毒, 干燥存放、备用。

（二）手术器械回收的操作

1. 手术器械回收的准备

（1）人员准备: 回收人员应按要求着装, 一般分两种: ①普通器械回收: 戴圆帽、口罩、手套; ②特殊污染器械回收: 应穿一次性防渗透隔离衣, 戴医用防护口罩、护目镜, 穿外出鞋并穿鞋套。

（2）环境及用物的准备

1）回收环境: 室内光线明亮, 去污区、洗车间整洁, 排水通畅。配置洗车装置, 如专用喷枪等, 有条件的配置车辆专用大型自动化清洗消毒机。可设浸泡水槽, 用于回收箱等容器的清洗, 设有回收箱等容器的专用储物架。

2）回收工具: 回收工具应准备齐全, 包括专用器械盒、回收箱、污染器械回收车、手消毒剂、清洁手套等, 携带回收记录单或手持PDA进行信息化回收。

3）回收工具的清洁用物: 专用清洁擦布、清洗消毒设备设施、化学消毒剂等。

2. 手术器械回收的操作要点

（1）及时回收: 手术器械、器具和物品等使用后应及时回收。

（2）专用回收通道和回收工具

1）将使用后的手术器械通过污染通道密闭回收至消毒供应中心去污区, 手术室与消毒供应中心之间设有器械专用回收电梯的, 通过专用电梯进行器械回收。

2）回收时使用密封的容器, 一般为回收转运箱(图3-3)或槽, 其应具有密封性良好、防水、防刺破、防渗透, 易于清洗、消毒的特性。将其直接放置于密闭推车(图3-4), 集中回收至消毒供应中心去污区处理。收集污染的可重复使用的诊疗器械、器具和物品, 应使用专用的转运箱。

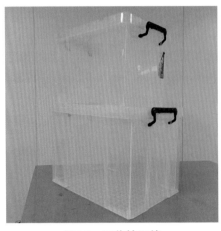
图3-3　回收转运箱

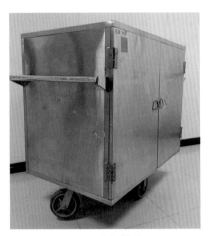
图3-4　密闭推车

3）运输过程中回收人员不可打开存放器械的密闭容器,对器械、器具和物品进行清点等操作行为,严格防止污染物泄漏等危险。

（3）手术器械的回收

1）需要紧急处理等有特殊要求的器械根据工作要求做好交接记录。

2）精密贵重器械回收应轻拿轻放,使用具有保护垫或器械支撑架的器械盒或专用转运容器装载,与其他器械分开放置,避免挤压碰撞。

（4）职业防护:回收人员应做好职业防护,并做好手卫生管理,如拿取污染密闭容器时应戴手套,容器放置回收车后应摘下手套,并采用快速手消毒方法消毒双手后关闭车门。

（5）回收后的操作

1）回收完毕,在消毒供应中心去污区进行交接、清点、核对、分类。

2）回收车和回收污染器械的容器,每次使用后应清洗、消毒,干燥存放、备用。

（三）特殊污染复用手术器械回收的操作要点

1. 回收人员及工具准备

（1）人员准备:按要求戴一次性医用帽、一次性医用外科口罩或医用防护口罩、防护眼镜/防护面罩,穿防渗透隔离衣、工作鞋,戴双层乳胶手套。

（2）工具准备:使用专用密闭容器或专用密闭车。

2. 回收路线　回收人员按照医院感染防控指定路线,返回去污区。

3. 单独回收　按照医院感染防控指定路线到达隔离区域,在隔离区外与对方工作人员进行交接。回收人员手持密闭容器外壁,打开盖子,对方人员将包装好的标识清晰的器械、物品放入专用密闭回收容器内,立即关闭容器,更换外层手套。

4. 回收工具的清洗消毒

(1)回收容器和防渗漏收集袋:采用1 000mg/L的含氯消毒剂对回收容器和防渗漏收集袋外表面进行喷雾消毒处理。去除防渗漏收集袋进行下一步物品处理,操作过程中避免污染环境。

(2)密闭容器及车辆:采用1 000mg/L的含氯消毒剂浸泡或擦拭消毒,作用30分钟,再用流动水冲洗或清水擦拭,干燥存放备用。

5. 防护用具的处理 手术人员脱掉防护用具并应将其丢弃于双层黄色医疗废物袋内,密封处置。

二、分类

在清洗前,将可重复使用的诊疗器械、器具和物品根据其材质、结构、精密程度、污染类型及污染程度等进行分类,以便有针对性地选取相应的清洗消毒方法。

(一)分类原则

1. 分类地点 工作人员应在消毒供应中心去污区进行污染器械、器具和物品的清点、核查、分类。

2. 分类依据 工作人员根据器械、器具和物品的材质、结构、污染程度、污染物的性质、清洗消毒方法等进行分类。

(1)按手术器械材质:可分为金属类、橡胶类和玻璃类等。

(2)按手术器械结构:可分为平面类、轴节类和管腔类等。

(3)按手术器械污染程度:可分为轻度污染、重度污染和特殊污染等。

3. 分类后装载 器械分类放置装载于专用清洗篮筐或清洗架上,细小器械放置在密筛加盖篮筐内,装载时应注意评估器械内外各表面能否充分接触到清洗液,具体要求遵循产品使用说明书和操作手册。

4. 职业防护 操作中,工作人员应遵循标准预防的原则,防止发生职业暴露。

(二)手术器械分类的操作

1. 手术器械分类的准备

(1)人员准备:操作人员规范着装,防护用品包括戴圆帽、口罩、手套、穿防水服/防水围裙、防水鞋,必要时可使用护目镜/防护面罩。防护用品应符合国家相关标准要求,且在有效期内使用。

（2）环境及用物的准备

1）分类环境：操作人员在去污区内对复用器械进行分类。

2）分类用物：分类物品应准备齐全，包括U形架/器械清洗专用支撑架、标识牌、密纹筐、清洗篮筐及保护垫等。

2. 手术器械分类的操作要点

（1）器械拆卸至最小单位，检查器械规格、数量，评估器械的完好性。

（2）不同类型手术器械及配件的分类：对于耐热耐湿器械、不耐热不耐湿器械、精密器械、重度污染器械、急用器械等应分开放置，明确标识。

（3）手术器械的放置

1）同一类器械放置在同一清洗篮筐内进行清洗。

2）根据器械规格及数量选择不同型号的篮筐。

3）避免器械叠放；精密手术器械单独放置于清洗篮筐内，宜使用保护垫或保护套，保护其工作端。

4）小配件应放置于密纹筐内，置于同一清洗筐内或同一层清洗架上，以防器械丢失。

5）手术钳、手术剪等带手柄的器械应按器械型号选择相适应的U形架，将手柄穿在U形架上，或将手柄分开支撑在篮筐上，保证器械轴节打开。

（4）分类用物的清洗消毒

1）工作台面的处理：每次分类完成后，清洁、擦拭，整理工作台面。

2）分类用物的处理：每次使用后应进行清洗、消毒，干燥备用，并按要求整齐摆放在专用置物架上。

（5）职业防护：特殊污染的手术器械、器具和物品应与其他物品分开处理。严格做好职业防护，避免发生职业暴露。

第三节　手术器械的清洗消毒和干燥

一、清洗消毒

（一）清洗消毒概述

1. 清洗　清洗是去除医疗器械、器具和物品上污物的全过程，包括冲洗、洗涤、漂洗和终末漂洗。目前，器械的主要清洗方法包括手工清洗、机械清洗，如超声波清洗、机器自助清洗等。清洗的目的是彻底清洗和去除可见或不可见的污染物，降低器械的微生物负荷，正确选择消毒水平及方法，清除或杀灭器械上的致病菌,以达到无害化的处理,保证患者、工作人员及环境安全。

手术器械的清洗是医院感染控制中的重要环节,手术器械的清洗是否彻底,关系到其消毒和灭菌的质量。

2. 消毒 消毒是指杀灭或清除病原微生物,发挥无害化作用的处理过程。根据操作方法不同,可以分为物理消毒和化学消毒;根据消毒水平,分为低水平消毒、中水平消毒和高水平消毒。手术器械、器具和物品的消毒需要达到高水平消毒。消毒供应中心常用湿热消毒的物理方法进行消毒,即利用湿热方法使菌体蛋白质变性或凝固,失去正常代谢机能,达到消毒目的。

（二）清洗消毒适用范围

1. 手工清洗 手工清洗适用于对复杂器械、有特殊要求的器械以及有机物污染较重器械的初步处理。手工清洗工作站（图3-5）有流动水冲洗、压力水枪冲洗、浸泡、刷洗、擦拭、擦洗等过程。

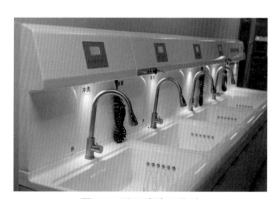

图3-5 手工清洗工作站

2. 机械清洗 机械清洗主要包括喷淋清洗消毒机（图3-6）清洗、超声波清洗机（图3-7）清洗、软镜清洗机（图3-8）清洗、减压沸腾清洗机（图3-9）清洗、压力蒸汽喷枪（图3-10）清洗等。喷淋清洗消毒机是清洗各种普通耐湿耐热器械的首选。超声清洗机清洗适用于管腔类及结构复杂类器械的清洗方法,特别对含有管腔、深孔、盲孔、凹凸槽的器械和物品,宜与手工清洗或清洗消毒器结合应用。软镜清洗机专用于软镜的清洗和消毒。减压沸腾清洗机清洗通过减压和汽化原理,发生突沸作用,适用于耐压力的管腔器械、精密器械、结构复杂类器械的清洗。

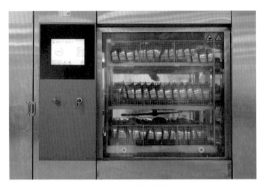

图3-6 喷淋清洗消毒机

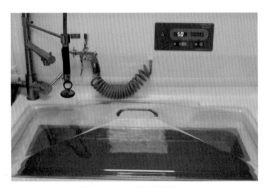

图3-7 超声波清洗机

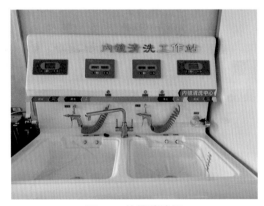

图3-8 软镜清洗机

3. 消毒

（1）物理消毒：常用湿热消毒方法，是耐湿耐热的器械、器具和物品消毒的首选。

（2）化学消毒：适用于不耐热器械、器具和物品的消毒。

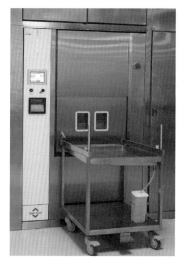 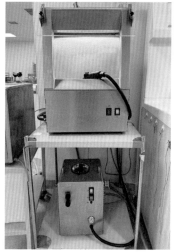

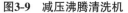

图3-9 减压沸腾清洗机　　　　图3-10 压力蒸汽喷枪

（三）清洗消毒原则

遵循器械生产厂家提供的使用说明书或指导手册,评估器械的材质、结构和污染程度,选择手工清洗消毒或机械清洗消毒方法。

1. 手工清洗消毒原则

（1）手工清洗步骤:包括冲洗、洗涤、漂洗、终末漂洗。

（2）洗涤方法:根据器械材质耐湿程度可选择浸泡、擦洗、擦拭、刷洗等方法。

（3）清洗剂的选择:根据器械的污染物种类、材质选择适宜的清洗剂,遵循清洗剂产品说明书,使用量具手工配制或采用自动分配器进行配制,现配现用。

（4）清洗工具:根据器械的结构和形状选择相匹配的清洗工具,清洗工具用后及时清洗、消毒。

（5）注意事项:宜先处理精密、贵重器械,再处理普通器械;精密器械应单独妥善放置,并使用保护垫;管腔器械宜使用压力水枪冲洗管腔内壁。

2. 机械清洗消毒原则

（1）喷淋清洗消毒机:根据器械的材质、结构等不同特点,选择相应的清洗程序和参数。根据清洗负载的种类,选择相应的清洗架,如普通器械清洗架、弯盘类清洗架、麻醉/呼吸机管道类清洗架、微创器械类清洗架等。

（2）超声清洗机:超声清洗可作为手工清洗或机械清洗的辅助手段,应严格遵循器械操作手册,根据器械的材质及精密程度选择清洗频率和时间,清洗时间不宜超过10分钟。器械应使用篮筐装载,浸没在液面下进行清洗,不能直接放置于超声清洗机槽中,装载不应超出篮筐高度,避免造成器械损坏。精密手术器械妥善固定,并放入专用篮筐内,防止受压、碰撞。不适用于光学目镜、弹性材质的器械和物品,如橡胶类物品等的清洗。

（3）软镜清洗消毒机:遵循产品使用说明书,对软式内镜进行集中处理。每次使用后进行内镜的彻底清洗,根据内镜的不同用途进行高水平消毒或灭菌。应注意,不同的内镜匹配专用的适配接头和专用清洗消毒剂。

（4）减压沸腾清洗机:遵循生产厂家使用说明书和操作手册,选择恰当的清洗程序及参数,保证管腔器械、结构复杂类器械的充分清洗。清洗过程中器械应全部浸没在液面以下,保证清洗液与器械的表面及其内壁充分接触。不能用于不耐压力器械的清洗,如密封的器械、带有单向阀的器械等。

（四）清洗消毒操作

1. 手工清洗消毒操作

（1）操作前准备:清洗剂和清洗用水。消毒供应中心应根据需要选择适宜的清洗剂、医用润滑剂,使用过程应遵循产品说明书。保证消毒供应中心自来水、热水、软水及经纯化的水供应充足,以满足不同清洗阶段清洗用水的要求。终末漂洗用水和消毒用水的电导率≤15μs/cm(25℃)。

（2）手工清洗消毒操作流程

1）冲洗:采用流动水冲洗是手工清洗的第一步,可以去除器械湿性血污、骨屑、组织等器械、物品表面肉眼可见的污物。压力蒸汽喷枪清洗方法对结构复杂、干涸污渍及其他特殊污物具有良好的去除作用。

2）洗涤:预处理后的器械,沥干水分,浸泡在含酶清洗剂中,进行手工刷洗、擦洗。应注意浸泡器械时,确保管腔或腔隙内充满含酶清洗剂;干涸或者污染严重的器械可适当延长浸泡时间;污染较重器械及多孔、腔隙、缝隙、管腔等结构复杂器械可以在超声清洗后再刷洗、擦洗;两端开口的管腔器械进行贯穿刷洗。

3）漂洗:对洗涤后的复用器械各个表面,进行流动水下冲洗或刷洗。具有特殊结构的器械,如铰接类器械可在液面下反复张合,管腔类器械可使用高压水枪反复冲洗,以便彻底去除器械内外表面的污物和残留的清洗剂等。

4）终末漂洗:应采用电导率≤15μs/cm(25℃)经纯化的水进行漂洗,去除器械、器具和物品上残留的自来水、软水及其他物质。

5）消毒:首选机械湿热消毒方法,也可采用75%乙醇、酸性氧化电位水或其他消毒剂进行消毒。湿热消毒应采用经纯化的水,电导率≤15μs/cm

（25℃）。消毒后直接使用的诊疗器械,湿热消毒温度应≥90℃,时间≥5分钟,或A_0值≥3 000;消毒后继续灭菌处理的诊疗器械,湿热消毒温度应≥90℃,时间≥1分钟,或A_0值≥600。

（3）注意事项:被朊病毒、气性坏疽和突发不明原因传染病的病原体污染的器械、器具及物品应遵循WS/T 367—2012的规定进行先消毒、后清洗、再灭菌的处理方法。

2. 机械清洗消毒操作 此操作主要介绍的是喷淋清洗消毒机操作方法。

（1）操作前准备

1）人员准备:操作人员规范着装,防护用品包括戴圆帽、口罩、手套、穿防水服/防水围裙、防水鞋,必要时可使用护目镜/防护面罩。

2）物品准备:一般包括医用清洗剂、医用润滑剂、器械清洗篮筐、标识牌等物品。

3）设备准备:准备的内容包括:①设备运行前应确认水、电、蒸汽、压缩空气等达到工作条件,医用清洗剂和医用润滑剂储量充足。②检查抽吸管通畅、无打折,无裂痕;检查设备的内舱壁、排水网筛、排水槽、清洗架等的清洁状况良好;检查密封圈是否完整,旋臂转动是否灵活,喷淋孔有无堵塞等情况;检查设备打印装置是否处于正常状态。

（2）喷淋清洗消毒机的操作流程

1）基本程序:喷淋清洗消毒机基本工作程序包括预冲洗、洗涤、漂洗、终末漂洗、消毒、润滑、干燥七个阶段。

2）程序介绍:喷淋清洗消毒机主要是通过集成电路或微机系统控制设备的各个功能部件,设备自带多个可编程的清洗程序,利用程序设置可自动完成进水、排水、加医用清洗剂、清洗、消毒、上油润滑及干燥等步骤。通过加热管加热使水温升高,达到清洗消毒温度,借助控制循环泵的运转速度,使舱内水流高速喷射,形成一定角度的全面冲刷,再通过试剂泵辅助润滑功能,最后经过电热管和风机的干燥作用,实现器械清洗、消毒及干燥的全过程。借助不同功能的清洗架,完成不同器械器具和物品的清洗消毒。

（3）注意事项

1）选择专用清洗架/篮筐:选择专用的器械清洗篮筐和清洗架,正确摆放器械,注意器械的细小末端不滑出篮筐外,合理装载在清洗架上。

2）手术器械的放置:精密器械和锐利器械使用固定保护装置保护器械工作端,打开器械的轴节部位,器具、器皿类开口朝下或倾斜摆放,以保证器械妥善固定,各表面都能够充分接触水流,避免倾倒和遮挡。

3. 特殊污染手术器械清洗消毒

（1）朊病毒

1）感染朊病毒患者或疑似感染朊病毒患者宜选择一次性使用诊疗器械、器具和物品，使用后应立即进行双层密闭封装，焚烧处理。

2）被感染朊病毒患者或疑似感染朊病毒患者高度危险组织污染的中度和高度危险物品，使用后应立即处理，防止干涸；不应使用快速灭菌程序。

3）可重复使用的被感染朊病毒患者或疑似感染朊病毒患者的高度危险组织（大脑、硬脑膜、垂体、眼、脊髓等组织）污染的中度和高度危险性物品，可选用以下方法之一进行消毒灭菌，且灭菌的严格程度逐步递增：①将使用后的物品浸泡于1mol/L氢氧化钠溶液内作用60分钟，然后按 WS310.2—2016中的方法进行清洗、消毒与灭菌，压力蒸汽灭菌应采用134~138℃ 18分钟，或132℃ 30分钟，或121℃ 60分钟进行。②将使用后的物品采用清洗消毒机（宜选用具有杀朊病毒活性的清洗剂）或其他安全的方法去除可见污染物，然后浸泡于1mol/L 氢氧化钠溶液内作用60分钟，并置于压力蒸汽灭菌器，选择121℃ 30分钟进行灭菌，然后清洗，并按照一般程序灭菌。③将使用后的物品浸泡于1mol/L氢氧化钠溶液内作用60分钟，去除可见污染物，清水漂洗，置于开口盘内，下排气压力蒸汽灭菌器选择121℃灭菌60分钟或预排气压力蒸汽灭菌器134℃灭菌60分钟，然后清洗，并按照一般程序灭菌。

4）被感染朊病毒患者或疑似感染朊病毒患者高度危险组织污染的环境表面应用清洁剂清洗，采用10 000mg/L的含氯消毒剂消毒，至少作用15分钟。为防止环境和一般物体表面污染，宜采用一次性塑料薄膜覆盖操作台，操作完成后按特殊医疗废物焚烧处理。

5）感染朊病毒患者或疑似感染朊病毒患者高度危险组织污染的中度和高度危险物品，不能清洗或只能低温灭菌的，宜按特殊医疗废物处理。

（2）气性坏疽

1）感染气性坏疽患者宜使用一次性诊疗器械、器具及物品。

2）可重复使用的诊疗器械、器具及物品的消毒，可采用含氯消毒剂1 000~2 000mg/L浸泡消毒30~45分钟，有明显污染物时应采用含氯消毒剂5 000~10 000mg/L浸泡消毒≥60分钟，然后按规定进行清洗、灭菌。

3）环境表面应及时进行物体表面消毒，采用0.5%过氧乙酸或500mg/L含氯消毒剂擦拭；环境表面有明显污染时，随时进行消毒，采用0.5%过氧乙酸或1 000mg/L含氯消毒剂擦拭。

（3）突发不明原因的传染病

突发不明原因传染病病原体污染的复用的诊疗器械、器具与物品的再处理应符合国家届时发布的规定要求。没有明确要求时,消毒原则为:在传播途径不明时,应按照多种传播途径确定消毒的范围和物品,按病原体所属微生物类别中抵抗力最强的微生物确定消毒的剂量(可按杀灭芽孢的剂量确定);医务人员应按照标准预防的原则做好职业防护。

二、干燥

器械经过清洗消毒后,应及时进行干燥处理。首选干燥设备,包括普通干燥柜和低温真空干燥柜(图3-11),进行干燥处理,不耐热的器械可使用消毒的低纤维絮擦布擦拭干燥或≥95%乙醇进行干燥处理,管腔器械内壁的残留水分可以用高压气枪进行干燥处理,所有器械、器具和物品不应使用自然干燥方法进行处理。

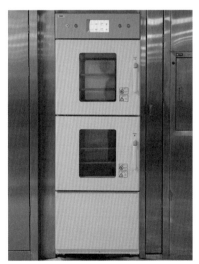

图3-11 低温真空干燥柜

第四节 手术器械的检查和维护

一、手术器械的检查

(一)目测法和带光源放大镜辅助的目测法

1. 目测法 目测法是评价医疗器械清洗效果最直接、最常用的方法。

2. 检测方法 工作人员在光线充足的条件下,根据各类器械的结构特点目测每一件器械,检测内容包括:①表面、关节、齿牙处:是否光洁,有无污渍、血渍、水垢等残留物质和锈斑。②带有铰链的器械：需将关节打开，观察关节处是否残留污物，如器械开合不顺畅，可注入医用润滑油，维护器械的功能完好。③精密器械、结构复杂器械和管腔类器械：可借助带光源的放大镜检查（图3-12）器械表面、齿牙、关节、卡锁、缝隙、轴节、手柄、内腔等的清洁度。

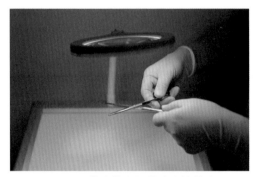

图3-12　借助带光源的放大镜检查

（二）潜血检测法

1. 潜血检测法概述　是利用血红蛋白中的含铁血红素类过氧化物酶的活性特点，在酸及过氧化氢的作用下，与血红蛋白作用，产生变色反应，来检查器械上是否存在残留血迹。残留血试验只对血液敏感，可检测出血清铁的含量，但受影响的干扰因素比较多。

2. 检测方法　使用无菌棉拭子，在器械表面擦拭采样，特别注意对器械关节处的采样。如果器械清洗后表面已干燥，可用棉拭子蘸取蒸馏水后采样。将采样后的拭子放入潜血检测试剂瓶中观察试剂颜色改变，根据试剂生产厂家给出的颜色与残留量之间的对应关系进行判断。

（三）ATP（三磷酸腺苷）荧光检测法

1. ATP（三磷酸腺苷）荧光检测法概述　20世纪80年代，英国首先研制出ATP检测仪，随后发展到欧洲、美国和日本。20世纪末，ATP检测技术在我国逐渐应用到医院，作为医疗器械清洗效果评价的一种方法。三磷酸腺苷生物荧光技术通过检测物体表面、液体中的ATP含量来衡量其生物量，从而为生物污染水平提供一个衡量指标。ATP是细胞内的能量物质，以相对固定的浓度普遍存在于微生物、植物和动物细胞中。荧光素酶和镁离子在荧光素、ATP和O_2的参与下，催化荧光素氧化脱羧，产生激活态的氧化荧光素，释放出光子，产生560nm的荧光。ATP生物荧光技术使用荧光酶将ATP转换为光信号，仪器测量后得到荧光强度，以相对荧光强度表示。与传统微生物检测方法相比，

ATP生物荧光法具有简便、快速、检测多种有机物等优点。

2. 检测方法 从ATP采样棒中取出采样拭子,对需要检测器械或物品表面进行旋转按压采样,再将采样拭子彻底插入采样棒并按压到底部,使采样拭子与反应液充分接触,然后震荡采样棒以激活荧光反应。将采样棒放入ATP荧光检测仪中读取相对光单位值。相对光单位的数值越高,说明ATP的含量越多,器械残留的该类污染越重。

（四）残留蛋白测试法

黏附在医疗器械上的有机污染物以血液为主,血液的主要成分是蛋白质,因而可以使用残留蛋白测定的方法评价器械的清洗效果。

1. 双缩脲测试法

（1）双缩脲测试法概述:蛋白质是医疗器械的重要污染物,尿素的基本结构类似于蛋白质,双缩脲是两个分子脲(即尿素)。该测试法的原理是在碱性溶液中,双缩脲能与铜离子作用,形成紫红色的络合物,通过观察颜色改变或用仪器测定的方法,确定蛋白质的含量,从而判断器械的清洁程度。

（2）检测方法:从残留蛋白采样棒中取出采样拭子,使用润湿液润湿采样拭子的表面,将润湿后的采样拭子在器械或物品表面进行旋转按压采样,然后将拭子插入蛋白采样棒内,用力向下按压并快速震荡,再把蛋白采样棒放入培养容器中,观察溶液的颜色改变并与比色卡比较,颜色偏向紫色说明残留较重,或通过专业仪器直接读出蛋白质残留量,判断器械的清洗效果。

2. 茚三酮测试法 茚三酮测试法是利用含有自由氨基的化合物(蛋白质、多肽、氨基酸)与水合茚三酮共热,可生成紫色化合物,颜色的深浅与氨基酸含量成正比,因此,可通过测定光波强度来测定氨基酸含量。

（五）绝缘性能检测法

1. 绝缘性能检测法概述 医用绝缘检测仪(图3-13)是利用低频高压发生器输出稳定的直流电,电极探头在复用器械绝缘层表面进行移动检测器械的绝缘性能。若器械绝缘层有裂痕或破损漏电现象,就会触发声光报警,从而引起操作人员注意,以便及时检查、维护复用手术器械的绝缘性能。绝缘性能检测适用于有源医疗器械绝缘性能或短路导通性能的安全检查。

2. 检测方法 在使用绝缘检测仪前,应评估周围环境是否安全。选择匹配的绝缘检测工具附件,如探测刷、探测环等。先进行绝缘检测仪的导通性能测试,合格后再进行手术器械的绝缘性能检测。将探测刷/环末端接触器械金属部位,如设备正常报警提示,则该绝缘检测仪可以正常使用。如没有发生报警提示,则重新检查仪器所有的电源接线,判断连接是否正确。对器械绝缘层进行检测时,绝缘检测仪发出报警声或有灯光闪烁,则提示该手术器械的绝缘性存在问题。

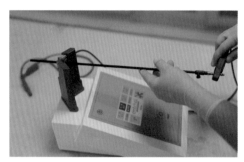

图3-13 医用绝缘检测仪

（六）管道镜检查法

1. 管道镜检查法概述 管道镜（图3-14）能够深入管腔器械内部进行直接影像学观察,是一种应用方便、操作简单、效果明确的管腔器械清洗效果检查方式。管道镜适用于器械内部直径不小于2mm的细小管腔,以及狭窄空间内的视觉检查。器械内部肉眼无法直接观察的清洗效果,如污物残留、水分残留以及腐蚀、锈斑、损伤等均可进行观察并可进行拍照以及摄录存档。适用于各种软式内窥镜以及硬镜的各种管道（包括软式内窥镜工作管路,硬式内窥镜器械套管,吸引管,引流管等带有管腔器械）的清洁效果以及功能状态的检查,检测结果可以随时存档。

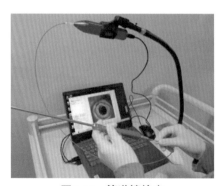

图3-14 管道镜检查

2. 检查方法 具体步骤为:①将主机通过连接线缆与电脑连接（图3-15）,此时主机工作部前端LED灯立刻开启。②将工作部前端近距离对准一张白纸（图3-16）,如果软件上显示白色,表明白平衡正常,无须调节,如果显示的颜色并非纯白色,可以按住白平衡调节按钮(图3-17)直至图像的颜色显示纯白色为止。按压亮度增加/降低按钮(图3-17),观察工作部远端的LED 灯亮度变化。③一只手握住器械,另一只手将主机工作部前端插入要检查的器械管腔内或者器械任何直径≥2mm的细小部位,逐渐插入(图3-18),同时观察电脑屏幕上的图像,根据观察随时调整亮度、插进的速度以及观察的角度。检查过程中,主机手柄上的按钮可以随时进行光亮度调节以及拍照和录像。

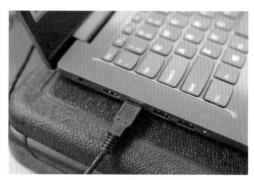

图3-15 主机与电脑相连

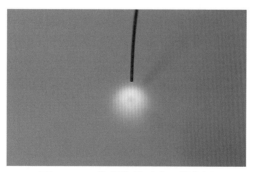

图3-16 工作部前端对准一张白纸

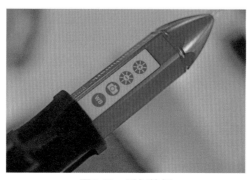

图3-17 手柄按钮

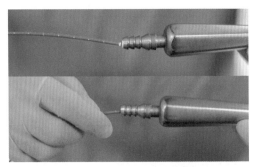

图3-18　工作部前端逐渐插入

（七）硬式内窥镜检测仪检查法

1. 硬式内窥镜检测仪检查法概述　硬式内窥镜检测仪是通过不同透镜组合，并结合图像采集系统，将硬式内窥镜成像系统中光学透镜的质量问题呈现在显示器上，包括是否有黑点、裂痕、杂质、水汽和污染等。检测者可以清晰地看到硬式内窥镜成像的效果，直观判断硬式内窥镜问题，检测结果更加客观准确。

2. 检查方法　对硬式内窥镜光学性能做出综合评估。通过对硬式内窥镜导光性能和成像性能两方面的检测：①光学性能检测：将硬式内窥镜放置于检测仪内，通过检测仪内置光源向硬式内窥镜提供照明，通过配套的接收装置检测经硬式内窥镜传输后的光强度，得到导光检测结果，检测结果以百分比形式显示。②成像性能检测：将硬式内窥镜放置于检测仪内，检测仪将硬式内窥镜的成像效果放大后显示在检测仪屏幕上，观察视物有无黑点、瑕疵、裂痕、划痕、黑斑、杂质、水汽、污渍和变形等现象。

3. 光学性能检测的操作步骤　其具体步骤为：①连接电源、探针，连接光缆线，主屏幕显示设备进入正常运行模式时，即可对纤维光缆线进行检测。②设备前侧的光源接口处，由左至右有间歇性的光源闪烁，屏幕底部有五个图形代表五种不同型号的适配器接口，可对应连接相应的光缆线，将器械的适配器正确地连接到设备右侧的接口，根据不同类型光源接口，使用螺丝扣将适配器与接口连接牢固。确保光源适配器充分插入相应的光源接口。只有参照光缆线通过检测后，才可进行内窥镜的检测。将参考光缆线的适配器留在LG20光源接口，并将另一端与内窥镜连接。将内窥镜小心插入探针底部，内窥镜被探测到后，开始进行检测。始终保证参考光缆线充分插入光源接口，并保持内窥镜与探针稳定不动。由于环境光会透过目镜和探针，因此在检测时应遮住目镜，可用手或目镜盖遮挡。

4. 硬式内窥镜检测仪可进行的检测类型 测试类型包括: ①光输出检测: 是利用白光检测光的输出,检测条显示接受光的强度,显示为百分数。②色谱检测: 显示为三种颜色,即红光、绿光和蓝光,根据光的输出情况,每种色条显示的长短不同,同时会显示颜色的相对百分比,性能最好的颜色始终显示为100%。检测完成后,屏幕左侧显示白光输出的检测结果以及相对应的光输出百分数。屏幕右侧显示色谱检测结果以及相对应的百分数。

二、手术器械的维护

手术器械是保证外科手术顺利进行的重要工具,正确的保养和日常维护能够保证手术器械在术中的正常使用,精准有效地发挥其功能;同时科学的保养和维护,能够起到加快器械周转和延长使用寿命的功效。手术器械的维护贯穿于器械处理的全过程,主要从以下几个方面介绍:

（一）术后立即处理

手术器械使用后应立即进行清洗消毒;清洗时,应选择正确的清洗工具和清洗剂,避免对器械造成硬性损伤;选择正确的消毒方式,避免引起器械变形,材质受损等不必要的损伤;进行机械清洗消毒时,应注意清洗程序的正确选择。要求清洗后及时干燥,以免产生锈蚀且不利于灭菌操作。

（二）功能检查

应常规检查每件手术器械的外观完整性;若为有刃器械,应检查其锋利度;若器械有轴节,应检查轴节处是否有明显磨损、不洁等,开合性能是否良好;若器械有固定件,应检查是否可将手术器械工作端固定在同一角度,不滑脱、不移位;若器械有绝缘层,应检查其绝缘性能,对不符合要求的手术器械,要及时维修或更换。

（三）器械润滑

对于需要经常开合的手术器械部位,要进行常规润滑处理;对于精密手术器械、手术动力系统器械的手柄、马达、工作端等,均需要日常润滑维护,同时必须选择医疗器械专用润滑油。在器械包装前进行润滑,根据器械的特性和精细程度选择手术润滑或机械润滑方法。

（四）维护与维修

手术器械要进行日常维护和保养,包括对手术器械的全面检查,以便及时发现结构、功能等方面的问题,及时维修,根据需要进行更换。同时,注意手术器械的存放环境应干燥、无尘,符合WS310.1—2016版的要求。

第五节 手术器械的包装

手术器械、器具及物品的包装是无菌物品再处理过程中必不可少的重要环节。正确的包装能保证手术器械、器具及物品达到灭菌要求、建立无菌屏障系统。正确的选择和使用包装材料，能够保证器械在运输过程中保持无菌状态，满足医疗器械在有效期内的无菌储存要求，保证临床使用。

一、包装材料

（一）包装材料的性质

在临床中，根据不同种类手术器械、器具及物品的材质不同，选择不同的灭菌方式，所需要的包装材料也会有所不同。包装材料一般具备以下特点：①保护性：在灭菌、储存、运输和使用过程中，能有效的保护所包装的器械、器具及物品，具有较强的耐磨性、抗撕裂和灭菌穿透性。②安全性：包装材料符合相关卫生标准要求，无毒无害，能达到灭菌的要求。③阻菌性：有良好的阻隔性能，可阻碍微生物通过，防止无菌物品被污染。④便捷性：在使用时，包装应便于打开。

（二）包装材料的种类

分为可重复使用包装材料和一次性使用包装材料。

1. 可重复使用包装材料

（1）普通棉布（图3-19）：以棉纱线为原料的机织物，是传统的包装材料，适用于压力蒸汽灭菌。新棉布使用前应清洗；重复使用的纺织包装材料每次使用后应清洗、消毒，使用前应在有灯的台面上检查，有破损的包装材料不应使用，不可以缝补后使用；使用前应去除棉绒。

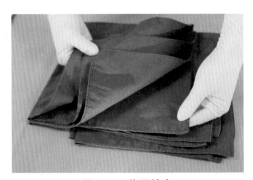

图3-19 普通棉布

（2）硬质容器(图3-20)：由盖子、底座、手柄、灭菌标识卡槽、垫圈和灭菌剂孔组成,盖子或底部有可通过灭菌介质的阀门或过滤部件,具有无菌屏障功能。硬质容器按材质可以分为金属硬质容器、塑料硬质容器等。

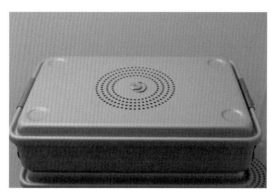

图3-20　硬质容器

2. 一次性使用包装材料

（1）医用皱纹纸(图3-21)：是由纯木浆构成特殊的多孔排列,并经特殊工艺皱化处理,具有良好的微生物屏障性能和良好的抗渗能力,因属脆性材料,通常缺乏一定的柔韧性,容易破损,牢固度稍欠缺易有折痕。适用于压力蒸汽灭菌、环氧乙烷灭菌,不能用于过氧化氢低温等离子灭菌。

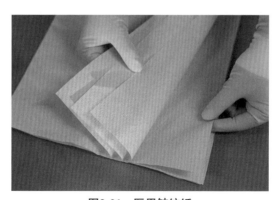

图3-21　医用皱纹纸

（2）医用无纺布(图3-22)：通常以聚丙烯为原料,采用机械、热黏合或化学方法等加固而成,具备良好的阻菌、透气、防潮、柔韧、质轻等特点,但抗磨和抗撕拉程度相对较差,易破损,有湿包的风险。适用于压力蒸汽灭菌、环氧乙烷灭菌和过氧化氢低温等离子灭菌等多种灭菌方式。

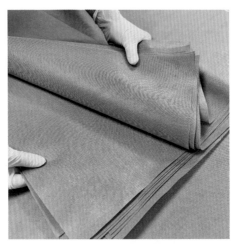

图3-22 医用无纺布

（3）纸塑包装袋(图3-23)：是由透气性材料和塑料膜组成的可密封包装袋或卷袋,是既有透气功能又有可视功能的预成型无菌屏障系统,须采用专用的封口机密封,目前是医院广泛采用的产品,但因其单面透气的特点,一些金属类器械在灭菌过程中易产生冷凝水,器械一旦过多过重,容易产生湿包,继而易发生包装破损。适用于压力蒸汽灭菌、环氧乙烷灭菌的小件物品的包装,不能用于过氧化氢低温等离子灭菌。

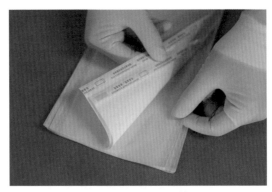

图3-23 纸塑包装袋

（4）专用包装材料包装袋(图3-24)：是指由专用包装材料与塑料膜组成的可密封包装袋或卷袋,具有质量轻、强韧性、透气、防水、耐化学特性及抗穿刺、耐撕裂、耐磨、洁净剥离的特性,适用于过氧化氢低温等离子灭菌。

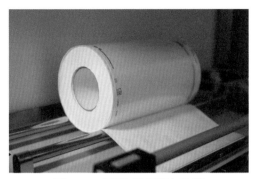

图3-24　专用包装材料包装袋

（三）各包装材料包装无菌物品的有效期

1. 工作环境满足WS310.1—2016规定标准时,普通棉布包装的无菌物品有效期不超过14天; 如未达到规定环境标准时,有效期不超过7天。

2. 硬质容器、医用皱纹纸、医用无纺布、纸塑包装袋、专用包装材料包装袋包装的无菌物品,有效期为180天。

二、包装基本要求

（一）包装的人员、物品准备和环境要求

1. 人员要求　工作人员规范着装,戴圆帽,穿工作服及工作鞋; 操作前做好手卫生。

2. 物品准备要求　物品准备齐全,包括包装材料、化学指示物、配置清单、吸水纸或吸湿布、灭菌标识、特殊保护用具。

3. 环境要求　在消毒供应中心检查包装区进行操作,工作台面清洁干燥,环境温度、相对湿度、通风换气次数及照明符合要求。

（二）包装各步骤的要求

包装的主要步骤包括装配、核对、包装、封包、注明标识等步骤。均应符合GB/T 19633的要求。

1. 装配的要求　遵循产品说明书将拆卸的器械进行装配,双人核对器械的种类、规格和数量。装配时对摆放的要求包括: ①盘、盆、碗等器皿类与手术器械分别包装。如需摆放时小器皿放置于大器皿中,器皿间用纱布或医用吸水纸隔开; 有盖的容器应打开盖子; 包内容器开口朝向应一致。②手术剪和手术钳等轴节类器械不应完全锁扣,可利用U形支撑架等,保证其锁扣打开。③软质管腔类物品应盘绕放置,保持管腔通畅、无打折,电源或光源导线盘绕直径>10cm,无锐角。④精密器械、锐利器械应采取保护措施,可采用器械固定架、保护垫或使用灭菌介质可穿透的保护帽。⑤内窥镜宜放置在专用带盖、带卡槽的器械盒内进行单独包装。⑥包内物品摆放整齐有序,器械网篮底部应垫吸水纸,装配完毕后放入包内化学指示物。

2. 装载的要求

(1)重量要求: 压力蒸汽灭菌器械包重量不宜超过7kg,敷料包重量不宜超过5kg。

(2)体积要求: 下排气压力蒸汽灭菌器不宜超过30cm × 30cm × 25cm,预真空压力蒸汽灭菌器不宜超过30cm × 30cm × 50cm。

3. 封包的要求

(1)包外应设有灭菌化学指示物,高度危险性物品灭菌包内应同时放置包内化学指示物。如果透过包装材料可以直接观察包内灭菌化学指示物的颜色变化,可不必放置包外灭菌化学指示物。

(2)闭合式包装应使用专用封包胶带,胶带长度应与灭菌包的体积、重量相适宜,松紧适度。封包应严密,保持闭合完好性。封包方式可采用两条平行、井字形或十字形。

(3)密封式包装其密封宽度应≥6mm,包内器械距包装袋封口处应≥2.5cm。

(4)医用热封机在每日使用前应检查物理参数的准确性和闭合完好性。

(5)硬质容器应设置安全闭锁装置,无菌屏障完整性破坏后应能够被识别。

4. 标识明确 灭菌物品包装的标识应齐全,包括注明物品名称、检查包装者姓名或代码、灭菌器编号、灭菌批次、灭菌日期、失效日期等相关信息,或含有上述内容的信息系统标识显示。标识应正确、清晰、完整,无涂改,并具有可追溯性。

三、包装方式

灭菌物品的包装方式分为闭合式包装、密封式包装和硬质容器包装。

(一)闭合式包装

1. 概念 闭合式包装是指采用医用纺织品或医用无纺布、医用皱纹纸等包装材料,以闭合的方式形成的包装。

2. 包装方法 闭合式包装包括信封式包装法和方形折叠包装法; 也可内层采用方形折叠包装法,外层采用信封式包装法,进行混合式包装。手术器械若采用闭合式包装方法,应由2层包装材料分2次包装。

3. 操作步骤

（1）信封式折叠：其操作流程为：①内层：将包装材料铺于操作台上,从清洗篮筐中取出待包装的手术器械、器具及物品,放置于包装材料的中央；包装材料底角（图3-25）上翻后,将超出部分回折；按此方法,依次将左角（图3-26）、右角（图3-27）、顶角（图3-28）分别向右、左、下方折好；②外层：底角、左角、右角的折法同内层；顶角的包装材料下翻,折进左、右角折好后的折层中,露一小角；③用化学指示胶带封好（图3-29）,胶带长度应与包的大小相适宜。

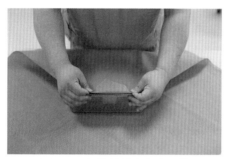

图3-25　包装材料底角的折叠

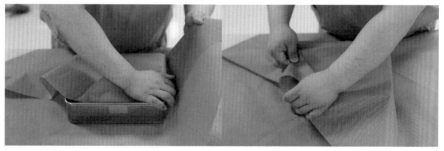

图3-26　左角的折叠

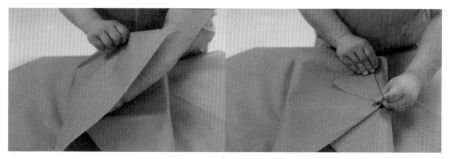

图3-27　右角的折叠

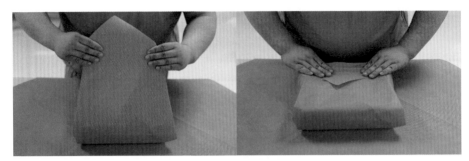

图3-28　顶角的折叠

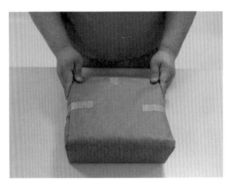

图3-29　化学胶带封好

（2）方形折叠：其操作流程为：①将包装材料铺于操作台上，从清洗篮筐中取出待包装的手术器械、器具及物品，放置于包装材料的中央；将包装材料的底边上翻（图3-30左），覆盖住物品后，将超出部分向下回折（图3-30右）；按此方法，将上边下翻（图3-31上），遮盖住物品后，向上回折；②左边右翻（图3-31中），回折；右边左翻（图3-31下），回折，与左边的折叠重合。③如用此法包裹无菌包外层，用两条灭菌指示胶带封好（图3-32）。

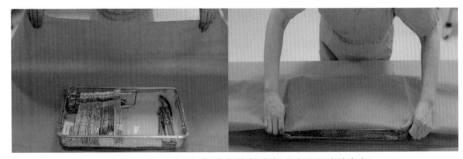

图3-30　底边上翻后（左），将超出部分向下回折（右）

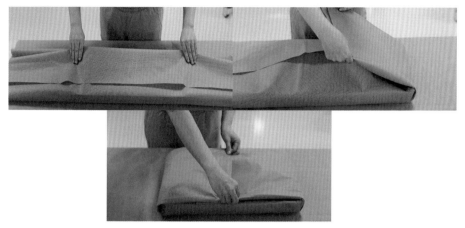

图3-31 上边下翻(上)、左边右翻(中)、右边左翻(下)

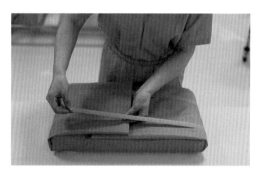

图3-32 两条灭菌指示胶带封好

4. 注意事项

（1）手术器械的准备：包装前，手术器械需经过彻底的清洗、干燥和检查。

（2）包内化学指示物：务必放置于适当的位置，确保能在灭菌过程中完全暴露，能够有效监测灭菌过程。

（3）灭菌指示胶带：医用专用指示胶带，不可用普通胶带代替。

（二）密封式包装

1. 概念 密封式包装是指采用纸塑包装袋或专用包装材料包装袋等包装材料，以密封的方式形成的包装。纸塑包装袋采用热熔法将表面连接在一起，通常用于单件器械、细小器械、较轻器械的包装，因其具有可视性，方便临床的使用与管理。

2. 包装方法 包装材料开口处应采用医用热封机（图3-33）进行热熔合密封包装，有脉冲型封口机包装法和连续型封口机包装法。

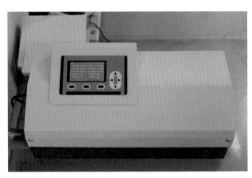

图3-33 医用热封机

3. 操作步骤

（1）脉冲型封口机的操作：其具体步骤为：①将待封装手术器械、器具及物品装入适合的纸塑包装袋，包装袋开口端放入医用封口机的入口处；②按下，待封口完成；③打开并取出，检查封口是否密闭无泄漏，是否完整、无褶皱。

（2）连续型封口机的操作：其具体步骤为：①放置手术器械（图3-34）：手术器械操作端与包装袋开启方向一致，再放入包内化学指示物；纸塑袋打印面朝下，将其开口端放入医用封口机传送带的一端；②打印相关数据：封口的同时，将数据信息打印在纸塑袋打印面上；③密封（图3-35）：传送带上下有滚轮，加入后可压合纸塑袋的两层包装材料，完成封口后从传送带另一端取出；④密封后检查：封口是否密闭无泄漏，是否完整、无褶皱。

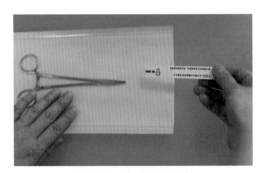

图3-34 放置手术器械

4. 注意事项

（1）医用热封机在使用中的注意事项：①使用前检查：医用热封机在每日使用前应检查参数的准确性和密封完好性；②包装袋的选择：选择与灭菌方式及器械体积、重量相适宜的包装袋；③手术器械的放置：手术器械操作端与包装袋开启方向一致，并按要求操作后需检查两端封口效果；④使用连续型热封机时应注意,封口机传送带上的待封口物品,应保持适当的间距,保证封口确切。

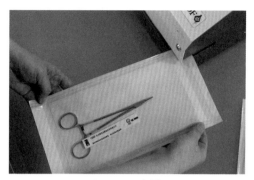

图3-35 密封

(2)纸塑袋中物品的摆放:应无折叠,保持平整。

(3)封口处的要求:封口带的宽度应≥6cm,封口处的宽度应≥2.5cm,封口处与纸塑袋边缘≥2cm;避免在纸塑包装上直接用笔书写标识。封口温度通常为120~200℃,温度过低可能会使封口不严,温度过高可能会导致塑面融化。

(4)标识要求:应将灭菌标识粘贴于包装袋塑面,不可在纸面标记信息,以避免破坏纸面的无菌屏障或墨水渗入迁移至包内,导致包内物品污染。

(三)硬质容器包装

1. 概念 硬质容器包装是指将手术器械、器具及物品放置于进行灭菌的容器中形成的包装。硬质容器是指放置医疗器械进行灭菌的容器,由底座、器械筐、垫圈、手柄及盖子组成。硬质容器盖子有可通过灭菌介质的阀门或过滤部件,具有良好的微生物屏障功能,关闭盖子后形成闭合无菌屏障状态,并可以保护器械在操作、存放和运输过程中不受损坏,常用于精密器械、贵重器械及较重器械等的包装。

2. 包装方法 将手术器械、器具及物品放置于进行灭菌的容器中,使用可识别的安全闭锁装置封包。

3. 操作步骤 硬质容器的使用与操作,应遵循生产厂家的使用说明或指导手册,并符合WS310.2—2016中(附录D)。

4. 注意事项

(1)使用前检查:盒盖及底座边缘无磕碰、变形,密封圈无磨损、切割或裂纹现象;各部件完好干燥,固定架稳定,阀门完好,闭锁装置完好;网篮底部垫吸水纸或吸湿布,一次性滤纸应每次更换,并确保盒盖与盒体对合紧密,放置一次性锁扣封包。

（2）装填和包装:选择与器械体积、重量相匹配的硬质容器;按要求分散、固定器械的放置位置;包装封口不能影响灭菌效果。

（3）使用后:应及时清洗、消毒和干燥。

<hr>

第六节　手术器械的灭菌

一、灭菌的定义及方法

灭菌是指杀灭或消除传播媒介上所有的微生物,包括细菌芽孢和非致病微生物的处理。

灭菌方法和技术能够杀灭传播媒介上所有微生物,包括致病微生物和非致病微生物,达到无菌保障水平。进入人体组织和无菌组织器官的医疗器械、器具和物品必须进行灭菌并符合无菌质量标准要求。因此,灭菌是器械处理流程中技术操作的一个关键环节,也是质量管理的重要组成部分。灭菌的方法包括物理灭菌法和化学灭菌法两种。消毒供应中心使用的灭菌设备主要为压力蒸汽灭菌器、环氧乙烷灭菌器、过氧化氢等离子体灭菌器、蒸汽甲醛灭菌器等。

无菌物品是灭菌处理产生的结果,消毒供应中心常规灭菌方法包括热力灭菌方法和低温灭菌方法。

热力灭菌方法是利用物理因子作为灭菌介质,例如高温蒸汽、辐射热或传导热等。故又称为物理灭菌方法。热力灭菌方法的原理主要是利用高温使菌体蛋白质变性或凝固,酶失去活性,代谢发生障碍,致细菌死亡。热力灭菌方法包括湿热灭菌方法和干热灭菌方法。湿热可以使菌体蛋白凝固、变性;干热可以使菌体蛋白氧化、变性、碳化,使电解质浓缩引起细胞的死亡。热力灭菌方法方便、效果好、无毒害,因此,是目前医院消毒供应中心使用的主要灭菌方法。金属、纺织品、橡胶、玻璃等耐湿、耐热的医疗器械、器具和物品主要依靠湿热灭菌方法进行处理。液体、膏剂、粉剂类可以采用干热灭菌方法处理。常用设备包括压力蒸汽灭菌器、干热灭菌器等。

低温灭菌方法是利用化学灭菌剂杀灭病原微生物的方法,由于化学药剂所需灭菌处理温度较低,因此通常称为低温灭菌,或称化学灭菌方法。低温灭菌使用的化学消毒剂应能够杀灭所有微生物,达到灭菌保障水平,这类化学药剂称为灭菌剂,例如甲醛、戊二醛、环氧乙烷、过氧乙酸等。化学灭菌用于不能够耐受高温、湿热材质类的器械、器具和物品的灭菌。目前,主要使用的设备包括环氧乙烷灭菌器、过氧化氢等离子体灭菌器、蒸汽甲醛灭菌器等。

二、灭菌原则

目前,灭菌设备的发展更加趋于自动控制,具有安全连续、适时显示运行参数等特点,各种灭菌方法广泛用于医院消毒供应中心。因此,正确选择灭菌方法和规范操作尤为重要。进入人体无菌器官、组织、腔隙或接触人体破损的皮肤、黏膜、组织的诊疗器械、器具和物品应进行灭菌。

耐湿、耐热的诊疗器械、器具和物品应首选压力蒸汽灭菌方法。管腔类器械不应使用下排气压力蒸汽灭菌程序进行灭菌。耐热的油剂类和干粉类诊疗器械、器具和物品应采用干热灭菌方法。不耐热、不耐湿的诊疗器械、器具和物品应采用低温灭菌方法。不耐热、耐湿的手术器械,应首选低温灭菌方法。

灭菌器操作方法应严格遵循生产厂家的使用说明书或指导手册;应遵循生产厂家的使用说明书制定灭菌操作规程,定期进行设备的维护、保养。

根据不同的灭菌方法,采取适用的职业防护措施。

压力蒸汽灭菌器供给水与蒸汽的质量应符合WS310.1—2016中附录B的要求。

三、压力蒸汽灭菌

压力蒸汽灭菌器属于压力容器,按照压力容器承受压力(P)的高低,可分为低压、中压、高压、超高压四个等级,医院消毒供应中心的压力蒸汽灭菌器归属于低压容器。压力蒸汽灭菌器是医院消毒供应中心主要使用的灭菌设备,通常根据灭菌器容积的大小分为大型灭菌器、小型台式灭菌器。根据灭菌器冷空气的排除方式,又分为下排气式灭菌器和预真空式灭菌器。

(一)压力蒸汽灭菌方式

压力蒸汽灭菌采用饱和蒸汽作为湿热灭菌的介质杀灭微生物。在灭菌过程中,蒸汽释放出大量的潜热,使待灭菌包的温度迅速升高,微生物的蛋白质发生凝固从而导致其死亡,能够杀灭所有的病原微生物,包括细菌芽孢、真菌孢子等。压力蒸汽灭菌适用于耐高温、耐湿的医疗器械和物品的灭菌,不能用于凡士林等油类和粉剂的灭菌。目前最常用的预真空压力蒸汽灭菌器(图3-36),是各级医院应用最广泛、效果可靠、经济环保的灭菌方法。

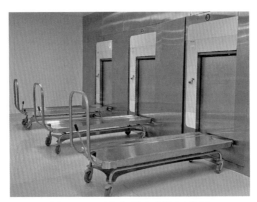

图3-36　预真空压力蒸汽灭菌器

（二）压力蒸汽灭菌原理

预真空压力蒸汽灭菌器是利用真空泵主动将灭菌容器内的空气抽出，使灭菌容器内出现真空状态，再注入蒸汽，由于真空形成的负压，造成巨大的压力差，使蒸汽得以有效、迅速穿透到物品内部。这个过程包括预真空和脉动真空两个阶段，预真空是先对灭菌容器进行第一次抽真空，尽量排出灭菌器内的空气，然后再注入蒸汽；脉动真空则是在第一次抽真空的基础上，反复多次地对灭菌器进行抽真空，经过反复多次的抽真空—注入蒸汽—抽真空—注入蒸汽过程，灭菌器内的残留空气最终完全被清除，称为脉动预真空过程。

（三）压力蒸汽灭菌操作

1. 人员准备　工作人员戴圆帽，穿专用鞋，做好手卫生，必要时戴防烫伤手套。

2. 用物准备　B-D测试包、化学测试包、生物测试包，灭菌篮筐、灭菌层架、装载车、物品转运车、卸载车。

3. 运行前检查　显示屏幕及相关指示灯处于正常状态，压力表检查指针处在"0"的位置，无松动或断裂，表盘刻度清晰，玻璃完好。密封圈清洁，无胶痕、杂质，与门封槽贴合紧密，无裂纹、缺口及断裂。打印装置功能完好，处于备用状态。灭菌器柜内清洁，蒸汽管道内无残留冷凝水等。

4. 装载原则　灭菌物品的装载为灭菌包之间（图3-37）、灭菌篮筐之间、灭菌层架各层之间、灭菌层架与灭菌柜室内壁之间应留有空隙。宜将同类材质的器械、器具和物品置于同一批次进行灭菌。各类物品混合装载时，纺织类物品应放置于上层，金属类器械放置于下层。盆、盘、碗类物品应斜放，包内容器的开口朝向一致；玻璃瓶等底部无孔的器皿类物品应倒立或侧放；使用篮筐装配的器械包、硬质容器应平放；纸塑包装类物品应侧放；纺织类物品应竖立放置。灭菌包体积及重量：下排气压力蒸汽灭菌器宜≤30cm×30cm×25cm；脉动预真空压力蒸汽灭菌器宜≤30cm×30cm×50cm。器械包重量不宜超过7kg，敷料包重量不宜超过5kg。检查包装完好性（图3-38），包外标识（图3-39）应清晰完整。

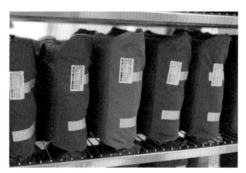

图3-37　灭菌物品的装载（压力蒸汽灭菌）

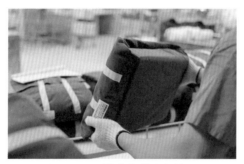

图3-38　检查包装完好性

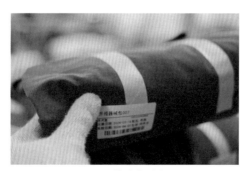

图3-39　检查包外标识

5. 卸载原则　灭菌周期结束，灭菌器发出蜂鸣声或开门的绿色指示灯亮起时可进行卸载。卸载门开启后，戴防烫手套，将卸载车与灭菌器腔体对接并固定,缓慢移出灭菌层架或灭菌篮筐。卸载后应冷却,灭菌包不应直接放在送风口下方,冷却时间根据包裹大小、种类及包装材料有所不同,一般不少于30分钟,有冷却时间标识。

6. 灭菌有效性确认 双人核对物理监测、化学监测的结果,并且进行生物监测培养。按要求记录灭菌参数,记录灭菌日期、灭菌器编号、批次号、物品名称、灭菌程序、灭菌周期运行起止时间及灭菌阶段的温度、压力、时间等关键数值。

四、环氧乙烷灭菌

(一)环氧乙烷灭菌原理

环氧乙烷是一种无色气体,浓度>500ppm时,气味与乙醚相似,但浓度低时无异味。环氧乙烷气体通过对微生物的蛋白质、DNA和RNA产生非特异性的烷基化作用,使微生物(包括细菌芽孢)失去新陈代谢所需的基本反应基,进而杀灭微生物。环氧乙烷气体易于渗透常用包装材料,且能迅速扩散,能穿透并接触到物品的所有表面,不受被灭菌物品形状的影响,对塑料和橡胶无腐蚀、无损害,是一种非常有效的灭菌剂,有成熟的监测手段,能够证实灭菌是否有效,但是需要一定的通风时间。和其他低温灭菌器一样,其灭菌成本比蒸汽灭菌成本高,这也是同等情况下日常首选压力蒸汽灭菌方法的原因之一。

(二)环氧乙烷灭菌适用范围

环氧乙烷灭菌适用于不耐热、不耐湿的诊疗器械、器具和物品的灭菌,如电子仪器、光学仪器、纸质制品、棉纤和化纤制品、塑料制品、木制品、陶瓷及金属制品等诊疗用品。不适用于食品、液体、油脂类、滑石粉等的灭菌,以及器械厂商特别说明不适用于环氧乙烷灭菌的物品。

(三)环氧乙烷灭菌运行程序

环氧乙烷灭菌器(图3-40)的特定周期由以下几个阶段组成:准备阶段包括预热、预温、预真空;灭菌阶段包括通入环氧乙烷气体、灭菌、排气、解析阶段;灭菌过程完成、通气。

1. 准备阶段 在短期内抽部分真空,从腔内和装填物品包装内去除大部分残留空气,达到真空时,将水蒸气注入腔内,扩散到整个装填物中,开始一段时间的调节期,此期间装填物达到相对湿度和预设温度。环氧乙烷气体或气体混合物作为灭菌剂进入腔内,并达到灭菌浓度等条件。

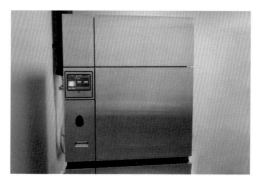

图3-40　环氧乙烷灭菌器

2. 灭菌阶段　灭菌器维持预定时间的暴露期。在此期间,腔内装载物保持灭菌浓度、相对湿度、温度及适当压力。暴露期结束后,进行最终的抽真空(被称为清除周期),从腔内去除气体或气体混合物,并将其排到外部大气中,或排到设备中将环氧乙烷转化为无毒化学品。

3. 通气阶段　环氧乙烷排空后,灭菌器将新鲜空气经可滤除细菌的空气过滤器,抽入灭菌室内,置换环氧乙烷的残留气体并重复进行。空气置换持续至少10分钟。这时一些机器开始腔内通风换气阶段,不用移动灭菌包到单独的通风腔就可完成通风。

4. 运行结束　在空气清洗或腔内通风期结束时,机器回到正常大气压。可听见或可看见的指示物发出周期结束的信号。有的灭菌器会在灭菌舱门打开之前一直继续过滤空气清除的过程。

（四）环氧乙烷灭菌操作

1. 人员准备　工作人员戴圆帽,穿专用鞋,做好手卫生。

2. 用物准备　环氧乙烷生物监测包、环氧乙烷气罐。

3. 运行前检查　观察压缩空气压力表,压力范围为600~800kPa,清理压缩空气气路过滤器集液瓶内的油和水,进、排气管路连接牢固。用经纯化的水擦拭灭菌器柜室内腔,注意安装槽、气孔、柜室门、密封圈等。储水器的水量不能低于水位线,设备显示屏出现灭菌周期设置功能提示界面,检查打印机设备是否正常,并检查打印纸情况。

4. 装载原则　灭菌物品装载(图3-41)应使用专用篮筐,摆放时物品之间应留有空隙。纸塑包装袋包装的物品纸面对塑面侧放,不堆叠。生物监测包放在整个装载的中心部位,有两层灭菌篮筐时生物监测包应放在上层。检查篮筐内的物品,不应超过篮筐边缘;篮筐不应紧贴柜门和内舱壁。根据灭菌物品的种类、包装等方式不同,选择37℃或55℃的灭菌程序。

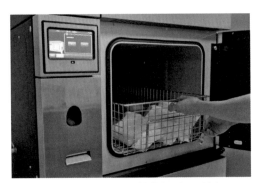

图3-41　灭菌物品装载（环氧乙烷）

5. 卸载原则　灭菌周期结束,屏幕开门锁显示为"门锁打开"提示时,确认物理参数符合要求,进行卸载。打开灭菌器门,佩戴手套将无菌物品卸载至转运车,取出生物监测包。双人核对物理监测、化学监测结果,并进行生物监测培养。按要求记录灭菌数据,包括记录灭菌日期、灭菌器编号、批次号、物品名称、灭菌程序、灭菌周期运行起止时间及灭菌阶段的温度、相对湿度、时间等关键数值。

6. 注意事项　环氧乙烷灭菌不能用于粉末状或液体物品的灭菌。物品应充分干燥,装载量不应超过灭菌器总体积的80%;同一批次灭菌,宜搭配吸附性强与吸附性弱的物品,对PVC(乙烯基)类、塑料类、橡胶类等物品灭菌时,物品不能超过灭菌器装载量的50%。运行过程中,灭菌阶段气罐已经刺破,禁止强行打开柜门,防止发生环氧乙烷气体泄漏。环氧乙烷灭菌气罐的存储应严格执行国家制定的有关易燃易爆物品的储存要求,环境通风良好,温度<40℃,远离火源和静电,不应存放于冰箱中。灭菌人员应定期进行专业知识和紧急事故处理的培训。

五、过氧化氢等离子体灭菌

（一）过氧化氢等离子体灭菌原理

过氧化氢等离子体灭菌属于低温灭菌技术,等离子体是某些气体在电磁场作用下,形成气体放电及电离而产生的。过氧化氢气体等离子体灭菌装置,首先通过氧化氢液体经过弥散变成气体状态后对物品进行灭菌,然后再通过产生的等离子体进行第二阶段灭菌。等离子过程的另一个作用是加快和充分分解过氧化氢气体在物品和包装材料上的残留。目前常用的过氧化氢低温等离子体灭菌器,工作温度45~55℃,灭菌周期28~75分钟,具有液晶屏显示、报警装置和打印功能。排放产物为水和氧气,灭菌后物品可以直接使用。

（二）过氧化氢等离子体灭菌适用范围

可用于金属和非金属类器械灭菌处理,包括内镜、某些陶瓷和玻璃制品及其他不耐湿热器材的处理,外科使用的电线、电极和电池等。过氧化氢等离子体不能用于处理植物纤维素制品(如棉布、亚麻布、纸);不能处理粉剂类和液体。待灭菌物品要使用推荐的包装材料。包括使用专用包装材料或聚丙烯灭菌包装材料、器械盒或硬质灭菌容器等。具体使用方法应遵循厂家说明书。

过氧化氢低温等离子灭菌过程关键参数直接影响灭菌的效果。灭菌的关键参数为过氧化氢的浓度,灭菌时腔体内的压力、温度和时间。影响灭菌参数的关键因素是过氧化氢注入量的精确度、灭菌器抽真空时间及灭菌周期可控能力。器械不经过清洗或清洗不彻底,就会降低灭菌效果。由于有机物在微生物的表面形成一层保护层,妨碍灭菌因子与微生物的接触或延迟其作用,血清、蛋白和盐可以减弱等离子体灭菌器的灭菌效果。因此,有机物清洗不洁时,会影响灭菌效果。

（三）过氧化氢等离子体灭菌方式

过氧化氢低温等离子体灭菌使用的是55%~60%的高浓度过氧化氢,是一种强氧化剂。灭菌主要包括3个方面。①活性基团的作用: 通过扩散、电离,过氧化氢等离子体产生的大量活性阳离子、高能自由基团成分,与细菌、真菌、芽孢、病毒中的蛋白质和核酸物质发生化学反应,从而变性,导致微生物死亡,这也是过氧化氢低温等离子灭菌最主要的灭菌方式。②高速粒子的击穿作用: 在等离子状态下,大量的带电粒子,由于灭菌器内电磁场的作用,使带电粒子产生高速运动,击穿微生物与病毒而死亡。③紫外线的作用: 通过高频电场作用,过氧化氢被激发成等离子状态过程中,产生大量的高能紫外线,紫外线固有的光解作用,可强化灭菌效能,使微生物的分子结构发生改变失去活力而死亡。

（四）过氧化氢等离子体灭菌操作

1. 人员准备 工作人员戴圆帽,穿专用鞋,做好手卫生。

2. 用物准备 过氧化氢低温等离子灭菌化学测试包、过氧化氢低温等离子灭菌生物测试包。

3. 运行前检查 卡匣式灭菌剂确认可用循环次数,瓶装式灭菌剂确认剩余液量是否充足,以及是否在有效期内。灭菌舱内应清洁、无异物,必要时佩戴PVC或丁腈手套,用低纤维絮擦布拭干清洁。打印装置运转正常,打印字迹清晰,打印纸充足。

4. 装载原则 灭菌包宜单层摆放不堆叠,灭菌包之间应留有空隙。专用包装材料包装袋包装的物品应斜面对专用包装材料面同向有序摆放或侧放,器械盒宜平放装载。金属物体不应与灭菌器腔体内壁、柜门或者电极网接触;装载物和电极网之间至少保持2.5cm的距离,且不应触及柜门及腔体后壁。不同材质的物品宜均匀、有序、有间隔地放置于上下层装载架上。应根据灭菌物品选择相应的灭菌程序,如表面、管腔和软镜灭菌程序。应遵循器械生产厂家及灭菌器生产厂家的使用说明书,选择正确的灭菌器型号和灭菌程序。通过灭菌器屏幕观察灭菌循环的状态。灭菌过程包含两次或若干次灭菌循环周期,每次循环周期包括抽真空、注射、扩散、等离子体和通风五个步骤。灭菌器型号不同、灭菌程序不同、灭菌参数的设定不同,灭菌过程曲线图有所差异。

5. 卸载原则 灭菌周期结束,屏幕显示已完成,确认物理参数符合要求,可进行卸载。佩戴PVC或丁腈手套将无菌物品卸载至转运车。双人核对物理监测、化学监测结果。有生物监测的,卸载后进行生物监测培养。按要求记录灭菌数据,包括记录灭菌日期、灭菌器编号、批次号、物品名称、灭菌程序、灭菌周期运行起止时间及灭菌阶段的温度、压力、时间、等离子功率、过氧化氢浓度(如有)等数值。

6. 注意事项 灭菌负载不得含有布、纸、油、水、粉、木质类物质,以及一端闭塞的盲端管腔类物品。应遵循灭菌设备厂家说明书,对特殊类物品,如软式内镜等的灭菌数量要求进行装载。应遵循灭菌设备厂家说明书,对不同灭菌程序的装载要求,如表面灭菌程序仅使用下层搁架等进行装载。如灭菌器有腔体内过氧化氢浓度监测装置,装载时应注意,切勿遮挡浓度监测通路以免发生循环取消情况。当发生灭菌循环报警、过程中断时,应佩戴乳胶或PVC手套进行灭菌器内灭菌物品的针对性处理。

六、蒸汽甲醛灭菌

甲醛消毒始于1909年。Pernot在温箱中,用高锰酸钾与甲醛溶液产生甲醛气体消毒鸡蛋表面,1939年 Nordgren 指出蒸发甲醛已广泛用于消毒和灭菌,1964年 Walker 提出改进甲醛杀菌效果的3个重要因素提升温度、限定相对湿度和改进穿透条件,1970年生产了全球第一台低温蒸汽甲醛灭菌器。

(一)蒸汽甲醛灭菌原理

1. 甲醛的性质 甲醛是一种无色有毒的气体,易溶于水,其35%~40%的溶液也称作甲醛溶液,为澄清、无色的液体,有强烈刺激性气味,黏膜接触后有烧灼感。甲醛以自然状态存在于自然界中,是生态系统的重要组成部分,被广泛地应用于不同的材料中,可以在自然环境中被生物降解,或溶于水中降解,达到对环境无害的水平。

2. 甲醛灭菌的作用原理 甲醛分子中的醛基可与微生物蛋白质和核酸分子中的氨基、羧基、羟基发生反应,生成次甲基衍生物,从而破坏了生物分子的活性,导致微生物死亡。还能够作用于蛋白分子的酰胺,形成交联,阻碍细菌的繁殖,与细胞壁分子交联或形成侧链,破坏组织结构,降低通透性,干扰代谢,导致死亡。对于DNA,甲醛与在非卷绕状态下的双股螺旋发生反应,从而影响病毒的复制。甲醛属原浆毒物,其急性毒性可使蛋白质变性。

（二）蒸汽甲醛灭菌适用范围

适用于不耐热的诊疗器械、器具和物品的灭菌,如电子仪器、光学仪器、管腔器械、金属器械、玻璃器皿、合成材料物品等。一些精密贵重器械在灭菌前应认真阅读生产厂商关于适用灭菌方法的说明书。

（三）蒸汽甲醛灭菌方式

低温蒸汽甲醛灭菌首先对灭菌室多次抽真空,达到预定的真空度后,开始注入甲醛蒸汽,进入灭菌过程,达到灭菌时间后,开始对灭菌舱室进行换气,即用经过过滤的清洁空气置换灭菌舱室内的残余甲醛气体,残余气体经多次蒸汽稀释,排放至下水通道。

（四）蒸汽甲醛灭菌操作

1. 人员准备 工作人员戴圆帽,穿专用鞋,做好手卫生。

2. 用物准备 低温蒸汽甲醛灭菌器（图3-42）、低温蒸汽甲醛灭菌剂、低温蒸汽甲醛生物指示剂。

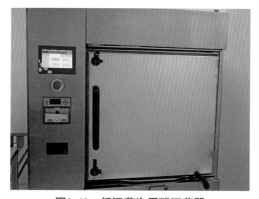

图3-42 低温蒸汽甲醛灭菌器

3. 运行前检查 打开电源开关,触摸屏幕显示主菜单,检查水源、蒸汽等是否符合设备运行要求,检查灭菌剂,如屏幕显示"运行前添加甲醛液",按设备使用说明书指引进行添加灌注。检查密封圈完好,无变形和裂缝等,检查打印纸充足,如需更换打印纸应按照设备使用说明书指引进行更换,检查打印笔打印字符的情况,如出现字迹有变淡或模糊现象,在运行前按设备使用说明书指引更换打印笔。安全检查记录,记录各工作介质的数值。

4. 装载原则 灭菌物品装载(图3-43)应使用专用篮筐,灭菌包之间应留有空隙,物品表面应尽量暴露,纸塑包装物品应纸面对塑面有序摆放,不堆叠。根据灭菌物品的种类、特性选择合适的灭菌程序,如温度60℃或78℃的灭菌程序。低温蒸汽甲醛灭菌整个灭菌周期包括预热、预真空、排气、蒸汽注入、湿化、升温、化学消毒液的注入、灭菌维持和解吸附等过程。

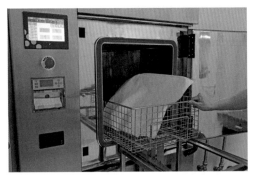

图3-43 灭菌物品装载(低温蒸汽甲醛)

5. 卸载原则 灭菌周期结束,屏幕显示已完成,确认物理参数符合要求,可以进行卸载。打开灭菌器,佩戴防烫手套将无菌物品卸载至转运车。双人核对物理监测、化学监测的结果。有生物监测的,卸载后进行生物监测培养,无菌物品应冷却至室温。按要求记录灭菌数据,包括灭菌日期、灭菌器编号、批次号、物品名称、灭菌程序、灭菌周期运行起止时间及灭菌阶段的温度、浓度、时间等关键数值。

6. 注意事项 不应选择可吸附甲醛或甲醛不易穿透的包装材料,如布类、普通纸类、聚乙烯膜、玻璃纸等。应遵循灭菌设备厂家说明书的装载要求进行装载,如最大装载量不超过篮筐体积的75%,每个篮筐的装载重量除去篮筐自重,不超过3.5kg。装载灭菌物品时不应触及灭菌器腔体内壁和柜门。不能够使用测试程序进行物品的灭菌。低温蒸汽甲醛灭菌器操作者应经培训合格后上岗,并具有相应的职业防护知识和应急处理技能。

第七节　手术器械灭菌的监测技术

一、灭菌监测原则

对灭菌质量采用物理监测法、化学监测法及生物监测法进行监测,监测结果应符合WS310.3—2016中的要求。

物理监测结果不合格的灭菌物品不能够发放,而且应该分析可能存在的原因,采取相应的改进措施,直至监测结果符合要求。

包外化学监测结果不合格的灭菌物品不能够发放,包内化学监测结果不合格的灭菌物品和湿包不能使用,并且分析发生的原因,采取针对性的改进措施,直至监测结果符合要求。

生物监测不合格时,应尽快召回上次生物监测合格以来所有尚未使用的灭菌物品,重新处理,并应分析不合格的原因,采取针对性的有效措施,直至生物监测连续3次均合格后方可使用。

植入物的灭菌应每批次进行生物监测,且生物监测合格后,方可发放无菌物品。

按照灭菌物品装载的种类,可选择具有代表性的PCD进行灭菌效果的批量监测。

灭菌外来医疗器械、植入物、硬质容器、超大超重包,应严格遵循生产厂家提供的灭菌参数,首次灭菌时,应对灭菌参数的有效性进行测试,并进行湿包检查。

二、物理监测

物理监测主要是反映灭菌器的状态,是指灭菌器运行的各项关键参数是否达到程序设计或该次灭菌设置的要求,如压力蒸汽灭菌过程中的温度、时间和压力等。物理监测是最基本的灭菌质量监控方法,通过它可以直观瞬时地反映灭菌器的运行情况以及是否处在正常的工作范围。

（一）压力蒸汽灭菌

连续监测并记录每次灭菌循环时的灭菌温度、压力和时间等关键参数。灭菌温度波动范围在0~3℃,时间满足最低灭菌时间的要求,同时记录所有临界点的时间、温度与压力值,结果应符合灭菌的要求。灭菌结束后核对灭菌参数等物理监测记录,并打印压力蒸汽灭菌记录单(图3-44)。每年用温度压力检测仪监测温度、压力和时间等参数,检测仪探头应放置在最难灭菌的位置。

确保灭菌程序正确、灭菌周期完整,灭菌参数符合灭菌器的程序设置要求。

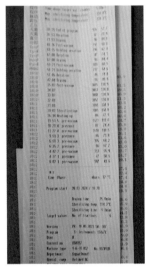

图3-44　压力蒸汽灭菌记录单

（二）环氧乙烷灭菌

每次灭菌监测应记录并打印环氧乙烷灭菌记录单（图3-45），记录灭菌时的温度、压力、时间和相对湿度等灭菌参数,应均符合灭菌器使用说明书或操作手册的要求。确保灭菌程序正确、灭菌周期完整,灭菌参数符合灭菌器的程序设置要求。

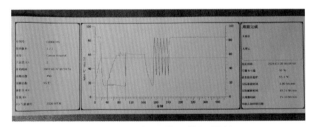

图3-45　环氧乙烷灭菌记录单

（三）过氧化氢低温等离子体灭菌

每次灭菌应连续监测并记录每个灭菌周期的临界参数,如舱内压力、温度、等离子体电源输出功率和灭菌时间等灭菌参数,并打印过氧化氢低温等离子灭菌记录单（图3-46）。并对过氧化氢浓度进行监测。确保灭菌程序正确、灭菌周期完整,灭菌参数符合灭菌器的程序设置要求。

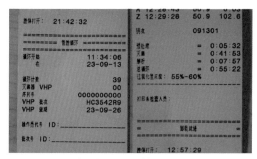

图3-46 过氧化氢低温等离子灭菌记录单

（四）蒸汽甲醛灭菌

每批次灭菌监测并记录灭菌过程的关键参数，包括灭菌温度、相对湿度、压力和时间，并打印低温蒸汽甲醛灭菌记录单（图3-47）。确保灭菌程序正确、灭菌周期完整，灭菌参数符合灭菌器使用说明书或操作手册要求。

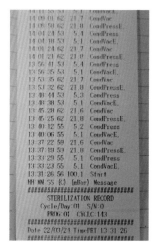

图3-47 低温蒸汽甲醛灭菌记录单

三、化学监测

化学监测具有快速、简捷和经济等特点，是当前应用最普遍、最直接的一种灭菌监测手段。化学指示物分为6种类型：①一类化学指示物：为过程指示物，主要有灭菌指示胶带、灭菌信息标签等，用于表明该灭菌单元曾直接暴露于灭菌过程，区分是否经过灭菌处理。②二类化学指示物：用于相关灭菌器的特定测试步骤，主要包括B-D测试。③三类化学指示物：为单变量指示物，对灭菌关键变量的其中一个起反应。④四类化学指示物：为多变量指示物，能对灭菌关键变量的两个或多个起反应,主要用于包内化学监测。⑤五类化学指示物:为综合指示物,对所有灭菌关键变量起反应。⑥六类化学指示物:为模拟指示物,对特定灭菌周期的所有灭菌关键变量起作用。

化学监测主要是通过肉眼观察物质(状态)变化或化学(颜色)变化,来测试灭菌过程的一个或多个关键参数。灭菌包包外应有化学指示物,高度危险性物品包内应放置包内化学指示物,且放置于最难灭菌的部位。如果透过包装材料可直接观察包内化学指示物的颜色变化,则不必放置包外化学指示物。可每批次使用化学PCD进行监测,作为批量放行的标准之一。经过一个灭菌周期后,根据化学指示物的颜色或形态等变化,将化学指示物与标准色块比对,可以判定是否达到灭菌合格要求,如不正确的包装或装载、灭菌器功能失效或灭菌因子缺乏等,都能及时地反映每个灭菌包裹的灭菌效果。

B-D测试:预真空(包括脉动真空)压力蒸汽灭菌器应在每日开始灭菌运行前空载进行B-D测试,测试合格后,灭菌器方可使用。

B-D测试包的制作方法:自制B-D测试包由100%脱脂纯棉布或100%全棉手术巾折叠成长30(±2)cm、宽25(±2)cm、高25~28cm的布包;将专用B-D测试纸放入上述布包的中间;制成的B-D测试包的重量要求为4(±0.2)kg;采用一次性使用B-D测试或自制的B-D测试包。

B-D测试方法:灭菌器预热后,在空载状态下将B-D测试包水平放置在灭菌装载架的下层排气口的上方;或放置在灭菌器说明书指定的最难灭菌的位置。

结果判定:B-D测试纸均匀变色一致(图3-48),说明B-D测试通过,灭菌器可以正常使用;B-D测试纸变色不均匀说明B-D测试失败,可重复进行一次B-D测试,如果合格,灭菌器可以使用,如果不合格,须检查B-D测试失败的原因,或请专业的技术人员进行检查。

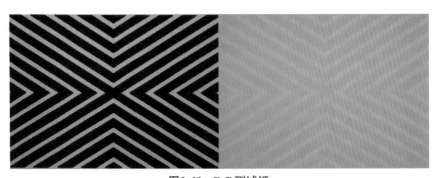

图3-48　B-D测试纸

左:均匀变色一致;右:未使用测试纸。

四、生物监测

生物指示剂可以直观地判断微生物是否杀灭。目前生物监测主要采用菌片式或自含式两种生物指示剂。临床通常选用操作方便、效果可靠的自含式生物指示剂及其配套的生物监测阅读器进行灭菌效果的生物监测。生物监测是使用活的微生物芽孢制成指示剂,根据微生物芽孢的杀灭情况来判断灭菌是否成功,考核灭菌器负荷是否达到无菌保证水平。对于各种灭菌方法的生物监测频次为:①压力蒸汽灭菌:应至少每周监测一次;植入物应对每批次灭菌进行生物监测;紧急情况下灭菌植入物时,可使用含第5类化学指示物的生物PCD进行监测,化学指示物合格可提前放行,切记生物监测的结果要及时通报使用部门。②环氧乙烷灭菌:每批次灭菌需进行生物监测。③过氧化氢等离子体灭菌:每天使用时应对每个不同灭菌程序至少进行一次生物监测。④蒸汽甲醛灭菌:对不同灭菌程序每周监测一次。

生物监测注意事项为:①采用新的包装材料或包装方法时,需对灭菌过程进行生物监测。②灭菌结束后,检查生物指示物上的化学标识的变色情况,注明灭菌器的编号、灭菌批次、灭菌日期等。③压力蒸汽灭菌,注意生物指示物冷却后再关闭盖帽。④使用专用工具压碎含培养基的安瓿,观察并确认安瓿已被压碎,确保培养液与菌片充分混合。⑤将混合后的生物指示物放入生物阅读器的培养孔,同时设置同批号的阳性对照管。

(一)压力蒸汽灭菌器的生物监测方法

1. 制作方法 按照 WS/T367的规定,将嗜热脂肪杆菌芽孢生物指示物置于标准测试包的中心部位,生物指示物应符合国家相关管理要求。标准监测包由16条41cm×66cm 的全棉手术巾制成,即每条手术巾的长边先折成3层,短边折成2层,然后叠放,制成 23cm×23cm×15cm、1.5kg的标准测试包。

2. 监测方法 按照WS/T367的规定,使用标准生物测试包或含一次性标准生物测试包的生物PCD,对满载灭菌器的灭菌质量进行生物监测。将标准生物测试包或生物PCD置于灭菌器排气口的上方或生产厂家建议的灭菌器内最难灭菌的部位,经过一个灭菌周期后取出。自含式生物指示物(图3-49)遵循产品说明书进行培养,如使用芽孢菌片,应在无菌条件下将芽孢菌片接种到含10ml 溴甲酚紫葡萄糖蛋白胨水培养基的无菌试管中,经56(±2)℃培养7天,监测时以培养基作为阳性对照,自含式生物指示物不用设阴性对照,以加入芽孢菌片的培养基作为阳性对照;观察培养结果。如果一天内进行多次生物监测,且生物指示物为同一批号,则只需设一次阳性对照。

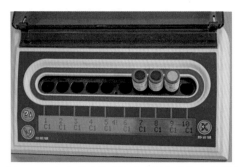

图3-49　自含式生物指示物（压力蒸汽灭菌器）

（二）环氧乙烷灭菌的生物监测方法

1. 制作方法　取一个20ml无菌注射器,去掉针头,拔出针栓,将枯草杆菌黑色变种芽孢生物指示物放入针筒内,带孔的塑料帽应朝向针头处,再将注射器的针栓插回针筒(注意不要碰及生物指示物),之后用一条全棉小毛巾包裹两层,置于纸塑包装袋中,封装完成。生物指示物应符合国家相关管理要求。

2. 监测方法　将常规生物测试包置于灭菌器最难灭菌的部位(所有装载灭菌包的中心部位)。灭菌周期完成应立即将生物测试包从被灭菌物品中取出。自含式生物指示物(图3-50)遵循产品说明书进行培养;如使用芽孢菌片的,应在无菌条件下将芽孢菌片接种到含5ml 胰蛋白胨大豆肉汤培养基(TSB)的无菌试管中,36(±1)℃培养 48小时,观察初步结果,无菌生长管继续培养至第7日。监测时以培养基作为阴性对照,自含式生物指示物不用设阴性对照,以加入芽孢菌片的培养基作为阳性对照。

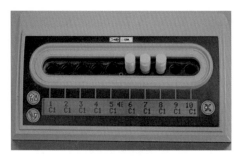

图3-50　自含式生物指示物（环氧乙烷）

（三）过氧化氢等离子体灭菌的生物监测方法

管腔生物 PCD(图3-51)或非管腔生物测试包的制作: 采用嗜热脂肪杆菌芽孢生物指示物制作管腔生物PCD或非管腔生物测试包;生物指示物的载体应对过氧化氢无吸附作用,每一载体上的菌量应达到1×10^6CFU,所用芽

孢对过氧化氢气体的抗力应稳定并经鉴定
合格；所用产品应符合国家相关管理要求。

管腔生物PCD 的监测方法：灭菌管腔
器械时，可使用管腔生物 PCD 或等同于管
腔生物 PCD 的验证装置进行监测，该装置
应被证明是与管腔PCD具有同等的甚至更
强抗力的灭菌挑战装置。将管腔生物PCD
放置于灭菌器内最难灭菌的部位，按照生

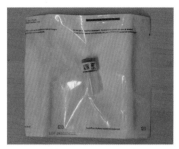

图3-51　管腔生物PCD（过氧化氢）

产厂家说明书建议，远离过氧化氢注入口，如灭菌舱下层器械搁架的后方。
灭菌周期完成后立即将管腔生物 PCD 从灭菌器中取出，生物指示物应放置
56（±2）℃培养7天，或遵循产品说明书，观察培养结果。并设阳性对照和阴
性对照，自含式生物指示物不用设阴性对照。

非管腔生物测试包的监测方法：灭菌非管腔器械时，应使用非管腔生物
测试包进行监测，将生物指示物置于专用包装材料的包装袋内，密封式包装
后，放置于灭菌器内最难灭菌的部位，按照生产厂家说明书建议，远离过氧化
氢注入口，如灭菌舱下层器械搁架的后方。

灭菌周期完成后立即将非管腔生物测试包从灭菌器中取出，生物指示物
应放置56（±2）℃培养7天，或遵循产品说明书，观察培养结果。并设阳性对
照和阴性对照，自含式生物指示物不用设阴性对照。

（四）低温蒸汽甲醛灭菌的生物监测方法

管腔生物 PCD（图3-52）或非管腔生物测试包的制作：采用嗜热脂肪杆菌
芽孢生物指示物制作管腔生物PCD或非管腔生物测试包；所用芽孢对甲醛的
抗力应稳定并鉴定合格；所用产品应符合国家相关管理要求。

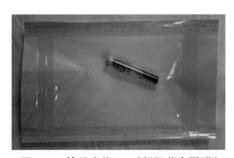

图3-52　管腔生物PCD（低温蒸汽甲醛）

管腔生物PCD 的监测方法：灭菌管腔器械时，可使用管腔生物 PCD 进行
监测。应将管腔生物PCD 放置于灭菌器内最难灭菌的部位，按照生产厂家说

明书建议,远离甲醛注入口。灭菌周期完成后立即将管腔生物PCD从灭菌器中取出,生物指示物应放置56(±2)℃培养7天,或遵循产品说明书,观察培养结果。并设阳性对照和阴性对照,自含式生物指示物不用设阴性对照。

非管腔生物测试包的监测方法:灭菌非管腔器械时,应使用非管腔生物测试包进行监测,应将生物指示物置于纸塑包装袋内,密封式包装后,放置于灭菌器内最难灭菌的部位,按照生产厂家说明书建议,远离甲醛注入口。灭菌周期完成后立即将非管腔生物测试包从灭菌器中取出,生物指示物应放置56(±2)℃培养7天,或遵循产品说明书,观察培养结果。并设阳性对照和阴性对照,自含式生物指示物不用设阴性对照。

第八节 手术器械的储存与发放

一、储存

无菌物品存放区不应设置洗手池,可放置速干手消毒剂,进入无菌物品存放区和接触无菌物品前可采用速干手消毒剂消毒双手。无菌物品存放区温度宜<24℃,相对湿度<70%,换气次数4~10次/h,保持环境清洁无尘。存放架(图3-53)用于储存无菌物品,存放架的大小可根据无菌物品规格、重量等设计,应能承载硬质容器等超大超重包的储存,无菌物品应能完全摆放在存放架内而不会悬出架外,宜选用不锈钢等金属或塑料材质。存放架距离地面高度≥20cm,距离天花板≥50cm,距离墙壁≥5cm,以满足无菌物品储存要求。

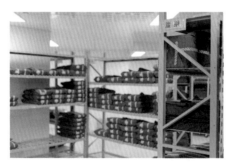

图3-53 储存架

(一)储存原则

无菌物品储存前应确认物理监测、化学监测等灭菌质量监测合格,并记录无菌物品名称、数量等。

储存前应评估无菌包装完好,密封或闭合包装符合要求,包外化学指示物变色合格。

无菌物品无手感潮湿,无肉眼可见的包外或包内潮湿、水珠等现象。

无菌物品应分类、分架储存,存放架标识清晰,不混放、不堆放。

无菌物品误放不洁位置或掉落地上均视为被污染,不得储存,应重新处理。

环氧乙烷等化学灭菌剂方法低温灭菌的物品建议设置独立房间负压储存。

（二）储存要求

无菌物品应在有效期限内储存,超过有效期的物品应按流程重新处理。双层普通棉布包装的无菌物品有效期为14天；未达到环境标准时,使用双层普通棉布包装的无菌物品有效期不超过7天。使用医用一次性纸袋包装的无菌物品有效期宜30天。使用一次性医用皱纹纸、一次性纸塑袋、医用无纺布、硬质容器盒包装的无菌物品有效期宜为180天。

消毒后的物品如存放在无菌物品存放区,应设专用存放架,固定位置,并设置醒目的标识,包装后单独存放,避免与无菌物品混放。

二、发放

（一）发放原则

无菌物品发放应遵循先进先出的原则。根据科室领物申请单或发放单核对发放各临床科室的无菌物品名称、数量等信息。

（二）发放要求

发放时严格核查无菌物品发放科室和物品名称、数量、规格正确。检查无菌物品在有效期内,杜绝过期物品发放到科室。无菌物品包装清洁、干燥,无潮湿、无污渍,包外化学指示物变色合格,闭合式包装无松散。硬质容器的安全闭锁装置完好,密封式包装封口严密。包装材料清洁、完整,无磨损、无破洞、无裂痕等损坏现象。

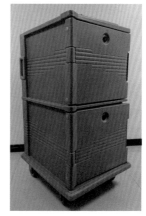

无菌物品包标识明确物品名称、包装者、核对者、灭菌员及灭菌日期、失效日期等信息,字迹清晰无墨迹迁移,粘贴牢固无松脱。发放手术器械时注意轻拿轻放,双手水平端取,或使用转运车(图3-54)移动,防止器械损坏。禁止推、拉、拖、丢的方式搬运。做好发放记录,主要包括无菌物品发放日期、科室、无菌物品名称、数量、灭菌日期及发放者等信息,无菌物品发放记录应完整具有可追溯性。

图3-54　转运车

第四章

各类手术器械的再处理流程

第一节 普通手术器械的再处理流程

普通器械是指普通的外科手术（开放式手术）及诊疗、科研、教学等过程中使用的器械，一般包括手术刀、手术剪、手术钳、手术镊、拉钩及治疗碗、弯盘等器械、器具和物品。使用后的普通器械应依据消毒供应中心卫生行业标准等要求进行无菌再处理流程。

一、普通手术器械的预处理

（一）现场预处理

1. 去除可见污染物 手术室器械护士在手术后，用湿生理盐水纱布擦拭肉眼可见的污染物；若遇到难以清洗的部位，使用软毛刷进行清洁。

2. 器械保湿 不能1小时内送至消毒供应中心的器械，需要进行器械的保湿处理。

（二）清洗前预处理

消毒供应中心工作人员采取手工预处理或机械预处理的方法，初步去除普通器械上的血渍、污渍、水垢、锈蚀、化学残留物及医用残留胶等污染物的过程。

二、普通手术器械的回收

对照手术器械清单，核对普通手术器械的名称、数量、规格、型号等，并检查器械的完整性，发现问题，及时进行科室间的沟通。具体操作详见"第三章 第二节 一、回收"。

三、普通手术器械的分类

普通手术器械种类多样、结构各异。回收后根据器械污染物、材质等进行分装，以方便进行清洗、消毒等操作。具体步骤为：①清点、检查和评估：按照器械配置单清点手术器械,并检查、评估器械的完整性。②分类放置: 如手术钳可用U形器械支撑架放置; 较小的手术器械或零部件,放置于带盖的密纹篮筐内等。③拆分至最小单位: 如有可拆分器械,如牵开器等,要把固定架和工作端分开。④拆卸后放置: 手术器械拆分后,要放入同一篮筐内,并标识清楚,防止丢失。

四、普通手术器械的清洗消毒干燥

(一)手工清洗消毒+干燥

1. 清洗　具体步骤为: ①冲洗: 在流动水下冲洗器械(图4-1),去除手术器械表面的污染物; ②浸泡和洗涤: 根据手术器械的材质及污染物种类,选择适宜的清洗剂,清洗液完全浸没全部手术器械(图4-2); 用一软毛刷在清洗剂液面下刷洗(图4-3)手术器械表面,尤其是工作端; 刷洗的同时,反复活动轴节处; ③漂洗: 在流动水下冲洗(图4-4)手术器械的所有部位,有轴节的手术器械在冲洗时反复开合工作端; ④终末漂洗: 用纯化水进行漂洗(图4-5),去除手术器械上的残留的自来水、软水及其他物质。

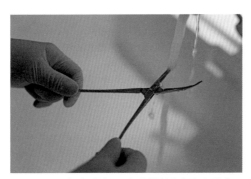

图4-1　在流动水下冲洗器械(冲洗步骤)

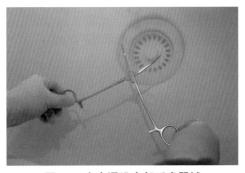

图4-2　完全浸没全部手术器械

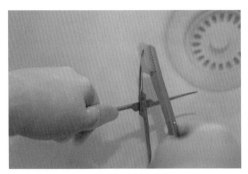

图4-3　软毛刷在清洗剂液面下刷洗

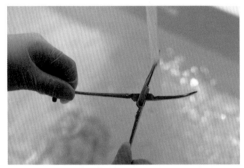

图4-4　在流动水下冲洗（漂洗步骤）

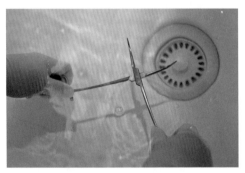

图4-5　用纯化水进行漂洗

2. 消毒　根据器械材质特点选择机械湿热消毒或化学消毒方法。

3. 干燥　使用干燥柜、低纤维絮擦布擦拭或适当的工具彻底干燥，切不可自然待干。

（二）机械清洗消毒+干燥

具体操作详见"第三章　第三节（四）清洗消毒操作2"。

五、普通手术器械的检查

（一）完整性检查

1. 整体外观 检查手术器械整体有无变形、零部件是否齐全等。

2. 各部位细节检查 检查器械的工作端及工作端齿形（图4-6）是否清晰；刃（图4-7）是否平整光滑，无卷边和崩刃等；轴节处（图4-8）是否有断裂、明显磨损等；手柄处（图4-9）是否平滑完整，边缘圆滑，无毛刺、无锐边。

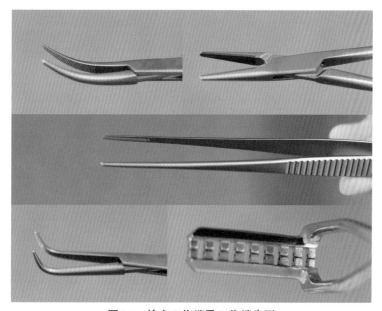

图4-6 检查工作端及工作端齿形

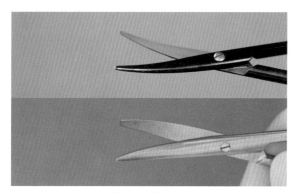

图4-7 检查刃

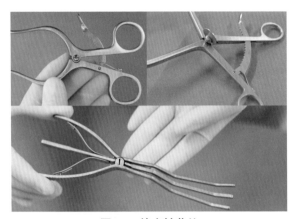

图4-8 检查轴节处

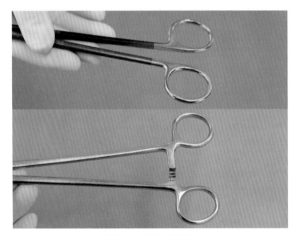

图4-9 检查手柄处

（二）功能性检查

检查内容包括：稳固性测试、锋利度测试、切割能力测试、开合性检查、闭合性检查等。

六、普通手术器械的保养

（一）润滑

选择适当的润滑剂，将其均匀的涂抹在手术器械表面，尤其是器械轴节处、铰合连接处等容易产生磨损的部位。

（二）防止锈蚀

严格控制储存环境的温度和湿度，避免潮湿，避免接触有腐蚀性的液体和气体。在必要的情况下,适当使用防锈或除锈剂。

（三）定期维护

消毒供应中心工作人员应在日常保养的基础上定期检查手术器械的状态,如遇锈渍、轴节等处明显磨损及连接部位的松动或脱落等情况,应及时维修,必要时报损、更换。

七、普通手术器械的包装

具体操作详见"第三章 第五节 手术器械的包装"中相关内容。根据器械的材质、重量等特点,选择合适的包装材料和包装方式进行包装。

八、普通手术器械的灭菌

具体操作详见"第三章 第六节 手术器械的灭菌"中相关内容。根据器械的材质选择合适的灭菌方式。

九、普通手术器械的储存与发放

具体操作详见"第三章 第八节 手术器械的储存与发放"中相关内容。根据器械的体积、重量等特点,选择适宜的储存与发放的方式。

第二节　硬式内窥镜及腹腔镜手术器械的再处理流程

随着外科微创观念的深入,内窥镜手术以其安全性和有效性等优势已经在各个领域的临床诊治中得到广泛开展。与传统普通手术器械比较,腔镜手术器械具有精细化,材质多元化,结构呈现多组合式、管腔化等特点,其再处理环节相对复杂。内窥镜手术器械再处理工作,在无菌物品质量管理、环节质量控制、工作效率等方面,给消毒供应中心的工作提出了新的挑战。

器械良好的性能状态、严格的清洗消毒及灭菌质量控制直接关乎手术质量及患者安全,是高质量医疗效果的重要保障。建立严格的质量管理制度,规范化执行内窥镜手术器械再处理操作,落实岗位责任制,实现工作环节全流程质量控制,是提高清洗质量,保证灭菌效果的关键。

一、硬式内窥镜及腹腔镜手术器械的预处理

（一）内镜类

使用后应及时进行预处理,去除器械表面及管腔内附着的血液、黏液和有机物等。

（二）器械类

使用后应及时用低纤维絮擦布擦拭器械表面明显的血液、黏液等污物，根据需要做好器械的保湿处理；管腔类器械要及时冲洗，防止血液等干涸堵塞管腔。

（三）附件类

导光束是贵重且易损坏的软性管路，内部由光纤组成，易因暴力、拉伸等不当操作引起损伤。使用后应及时进行预处理，用台上湿纱布块去除表面的血液、黏液和有机物等残留物质，大弧度盘绕，直径应在15~20cm，不打折，无锐角，使用有保护垫的密闭容器放置，及时回收到消毒供应中心处理。

二、硬式内窥镜及腹腔镜手术器械的回收

回收时应使用带卡槽的专用器械盒或配有器械保护垫的密闭容器放置，对照器械清单，核对器械名称、数量、规格、型号等，运送过程中避免震荡。如因异常情况需要及时处理器械损坏或数量不符等，应与使用科室相关人员沟通并完善记录，做好相应处置工作。

（一）内镜类

检查内镜的配件是否齐全，镜体完好无损坏，镜杆平直、无凹陷，镜面完整、无裂痕，镜头成像质量好，图像清晰、无变形。

（二）器械类

检查器械及配件的完整性，组合器械的部件如螺丝、螺帽、垫圈、密封帽等无损坏、缺失，操作端闭合是否完好，手柄开合是否灵活。

（三）附件类

导光束导光性能良好，无漏光；气腹管完整无破损、配件齐全。

三、硬式内窥镜及腹腔镜手术器械的分类

内窥镜器械结构精细、复杂，在明确内窥镜的种类、作用及结构特点的基础上，掌握器械的拆卸、清洗、消毒、组装、维护保养及灭菌要求，规范内窥镜器械再处理流程，确保各处理环节的质量。

（一）分类

1. 内镜类 内镜类器械可分为单功能硬镜和多功能硬镜，单功能硬镜如腹腔镜、胸腔镜、鼻窦镜等。多功能硬镜如输尿管镜、脑室镜等。

2. 器械类

（1）操作钳类：用于组织的夹持固定、剥离或离断等。根据使用功能的不同可分为分离类、抓持类、切割类、夹闭类器械等，一般由手柄、操作内芯和外套管组成。分离类用于组织的钝性分离。抓持类用于组织的夹持、固定、牵拉、翻转等。切割类用于离断组织、剪切缝线及血管牵引带等。闭合管腔类用于术中夹闭血管或其他管道，按直径不同分为大、中、小三种型号，以不同颜色区分。

（2）电外科类：用于腔镜手术中的分离和止血。一般由绝缘塑胶、金属及其他特殊结构构成。

（3）持针器类：在腔镜手术中用于夹持缝针、缝合组织的器械，持针器不可拆卸，有侧面冲洗接口；按头端工作部形状的不同，可分为直头持针器、弯头持针器等。

3. 附件类

（1）穿刺器：用于穿刺腹壁，建立腔镜手术器械的工作通道。

（2）气腹针：用于穿刺腹腔，连接气腹管，是注入气体的通道。气腹针全部由不锈钢材质组成，带弹簧，有通气开关螺帽。

（3）冲洗吸引器：在手术中配合着冲洗吸引泵进行冲洗吸引，用于冲洗手术视野，常见的可分为普通式和按压式两种。

（4）连接线类：包括导光束，摄像系统连接线，单极、双极连接线。导光束用于连接光学镜头与冷光源设备，将冷光源机产生的光源传导至目镜手术野，提供光学镜头成像所需的光源，由光导纤维、金属软弹簧、硅胶组成。摄像系统连接线用于连接摄像头与主机，起到信号传输作用。单极、双极连接线用于连接单极器械与主机或双极器械与主机，形成电流通路。

（5）可重复使用管路类：如气腹管，为注入气体的通道。

（二）操作要点

1. 清点、检查和评估　按器械配置单清点手术器械数量、规格，并评估器械完好性。

2. 分类放置　将硬式内窥镜、内窥镜器械及检查附件等分别放置。

3. 拆卸　可拆卸器械应遵循产品说明书将可拆卸部分拆至最小单位，拆卸时遵循两手用力距离最短化，注重保护器械的工作端。

4. 拆卸后放置　拆卸后的小配件应放置在带盖密纹筐内；组合器械拆分后放置在同一清洗篮筐内，并放置标识，避免器械混淆。

四、硬式内窥镜及腹腔镜手术器械的清洗消毒干燥

（一）操作前准备

1. 人员准备　按标准防护要求进行着装，戴圆帽、口罩、护目镜，穿去污区工作服、防滑水鞋、隔水衣或防水围裙、袖套、戴双层橡胶手套。

2. 物品准备　选择合适的低纤维絮擦布、含酶清洗剂、软毛刷、腔镜器械专用装载架、带盖细小配件装载筐、清洗标识牌等。

（二）操作方法

1. 内镜类

（1）清洗：宜采用手工清洗。放置在专用器械保护垫上，防止器械滑落，注意操作时轻拿轻放，以免划伤镜面。具体步骤为：①冲洗：在流动水下冲洗（图4-10），去除内镜表面污物。②酶洗：按要求配制专用含酶清洗剂，用低纤维絮擦布擦洗镜身（图4-11）。③漂洗：在流动水下彻底冲洗（图4-12）器械表面的污物及残留清洗剂，多功能目镜需要用高压水枪在液面下进行管腔冲洗。④终末漂洗：用经纯化的水进行终末漂洗（图4-13），直至器械无污渍及杂质等。

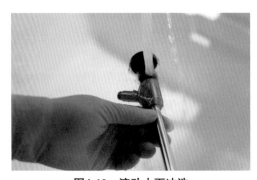

图4-10　流动水下冲洗

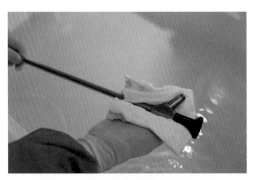

图4-11　用低纤维絮擦布擦洗镜身

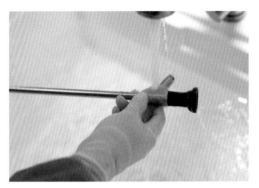

图4-12 在流动水下彻底冲洗

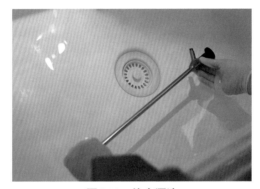

图4-13 终末漂洗

（2）消毒：用洁净低纤维絮擦布擦干后，用75%酒精擦拭2遍，作用时间3分钟。

（3）干燥：采用擦拭法干燥。镜面宜使用镜头纸擦拭，多功能目镜使用高压气枪对管腔进行干燥；使用干燥柜时，耐高温的光学目镜干燥温度设为70~90℃，不耐高温的光学目镜干燥温度设置为40~60℃。

2. 器械类

（1）清洗：清洗前，需评估器械能否通过机械清洗达到充分清洗效果，对不能充分清洗的器械要先进行手工清洗。

1）手工清洗

① 冲洗：流动水下冲洗（图4-14），刷洗去除器械表面污物（图4-15），用高压水枪冲洗器械管腔内壁（图4-16）。

② 超声清洗机清洗（图4-17）：使用超声清洗机清洗2~5分钟，不宜超过10分钟；注意超声频率的选择，使用时应盖好机器盖，防止产生气溶胶。

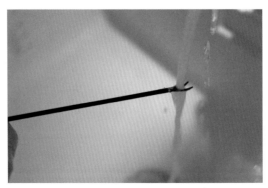

图4-14　流动水下冲洗（腔镜器械）

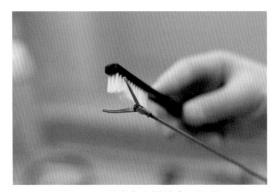

图4-15　刷洗去除器械表面污物

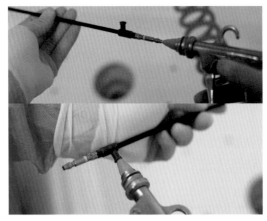

图4-16　高压水枪冲洗器械管腔内壁

③ 刷洗及擦洗：要求配制含酶清洗剂，在液面下进行此操作。操作时须注意保护工作端，用示指指腹承托工作端再使用小毛刷进行轻柔刷洗

（图4-18），顺着齿纹方向，纵向刷洗。管腔器械表面用低纤维絮擦布擦洗（图4-19），向管腔内注入含酶清洗剂（图4-20），再选用大小合适的软毛刷刷洗管腔内壁（图4-21），刷洗时要求两端见到刷头，直至无明显血渍、污渍，彻底刷洗后再用高压水枪进行水面下冲洗（图4-22）。手柄的关节、缝隙、弯曲部，使用软毛刷彻底刷洗（图4-23）。

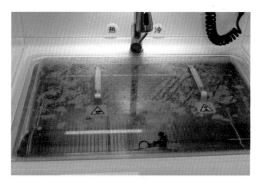

图4-17　超声清洗机清洗（腔镜器械）

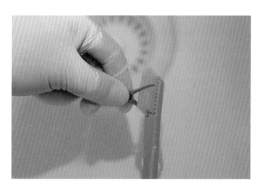

图4-18　用小毛刷进行轻柔刷洗

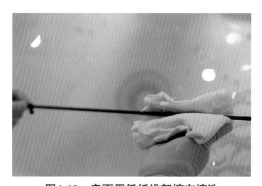

图4-19　表面用低纤维絮擦布擦洗

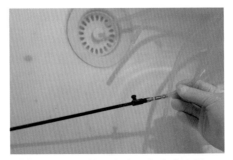

图4-20　向管腔内注入含酶清洗剂

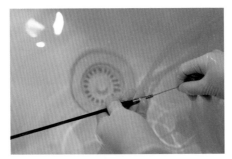

图4-21　软毛刷刷洗管腔

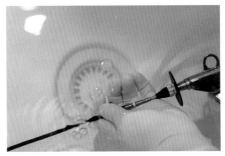

图4-22　用高压水枪进行水面下冲洗

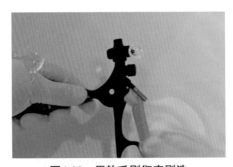

图4-23　用软毛刷彻底刷洗

穿刺器表面用软毛刷彻底刷洗(图4-24),再用高压水枪冲洗管腔(图4-25),用低纤维絮擦布擦拭表面(图4-26)。密封帽和芯片等小配件需使用小棉签擦洗,穿刺器内芯、气腹针内芯等用低纤维絮擦布擦拭表面(图4-27)。

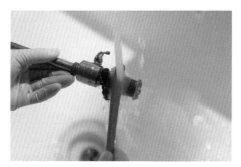

图4-24　表面用软毛刷彻底刷洗

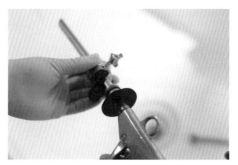

图4-25　用高压水枪冲洗管腔

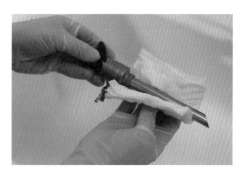

图4-26　用低纤维絮擦布擦拭表面

管腔类器械的关节部、弯曲部用软毛刷在液面下进行刷洗,管腔内进行贯通刷洗,操作手柄的清洁孔通向内部腔隙和空间,清洗时需要打开清洁孔帽,用高压水枪反复冲洗管腔,细小难以清理的地方可以用压力蒸汽喷枪进行喷洗。电钩及双极电凝产生的焦痂严禁使用研磨材料的清洗刷进行刷洗，可用软毛刷刷洗工作端（图4-28），并用压力蒸汽喷枪进行喷洗（图4-29）。

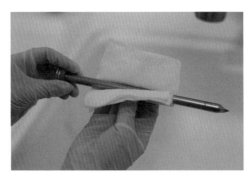

图4-27　内芯用低纤维絮擦布擦拭表面

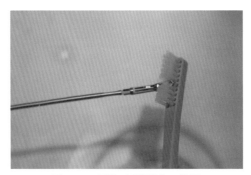

图4-28　用软毛刷刷洗工作端

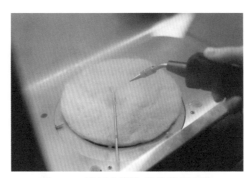

图4-29　用压力蒸汽喷枪进行喷洗

④ 漂洗：用流动水反复漂洗，将器械表面的残留物质冲洗干净；管腔类器械使用压力水枪进行管腔冲洗（图4-30）。

⑤ 终末漂洗：用纯化水彻底冲洗（图4-31）直至无污渍、无杂质。

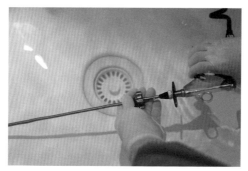

图4-30 用压力水枪进行管腔冲洗

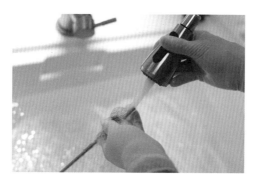

图4-31 用纯化水冲洗

2）机械清洗：机械清洗应依据产品使用说明书，正确装载腹腔镜器械及附件，选择正确的清洗消毒程序。使用机械清洗的注意事项：①使用喷淋清洗机：匹配专用清洗架，装载时应注意，器械的阀门应处于打开状态，操作钳类器械完成最小化拆卸，内芯放置在器械篮筐中并确保关节、钳口充分张开，器械外套管连接相匹配的灌注套管并固定，器械手柄与灌注口连接并固定。小配件如螺帽等需放置在带盖密纹清洗篮筐中。气腹针拆卸后外套管和内芯分别选择相匹配的灌注口连接并妥善固定。②使用减压沸腾清洗机：装载时应注意，将可拆卸的器械拆卸至最小化，小配件如螺帽等需放置在带盖密纹筐中，以防丢失。

（2）消毒：耐湿耐热器械首选机械湿热消毒方法，湿热消毒应采用经纯化的水，电导率≤15μs/cm（25℃），湿热消毒温度应≥90℃，时间≥1分钟，或A_0值≥600。

（3）干燥：管腔及器械缝隙等部位先用高压气枪吹气，再将器械摆放好置入清洁篮筐内，置于干燥柜内，温度设置为70~90℃。

3. 附件类

（1）清洗：导光束宜采用手工清洗，不能超声清洗。具体步骤为：

1）冲洗：流动水冲洗（图4-32）导光束导线；用沾有清水的低纤维絮擦布擦拭两端接口（图4-33），如不慎进水，立即使用干布擦干或使用高压气枪吹干。

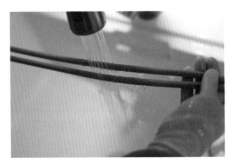

图4-32 流动水冲洗导光束导线

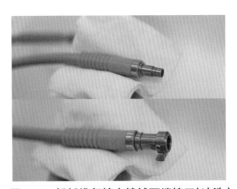

图4-33 低纤维絮擦布擦拭两端接口（冲洗）

2）酶洗（洗涤）：用含酶清洗剂在液面下方擦拭（图4-34）导光束导线；两端接口应使用含酶清洗剂低纤维絮擦布擦拭（图4-35）；注意动作轻柔，做好器械保护，如果在擦拭过程中发现有裂痕、破损等现象，应立即停止清洗，联系器械厂商进行维修处理。

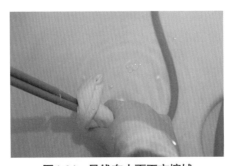

图4-34 导线在水面下方擦拭

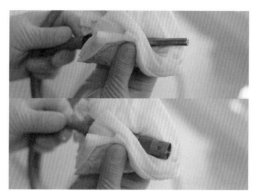

图4-35　接口用低纤维絮擦布擦拭（酶洗）

3）漂洗：导光束导线流动水下反复冲洗（图4-36）；两端接口应用沾有清水的低纤维絮擦布擦拭（图4-37）。

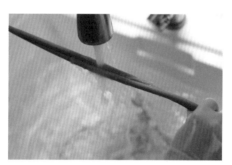

图4-36　导线用流动水反复冲洗

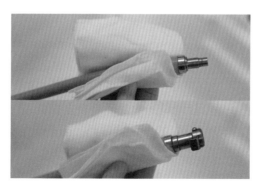

图4-37　接口用低纤维絮擦布擦拭（漂洗）

4）终末漂洗：导光束导线用流动的纯水冲洗（图4-38）直至无污物、污迹；两端接口用经纯化的水擦拭（图4-39）。

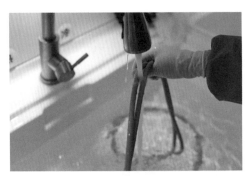

图4-38 导线用流动纯水冲洗

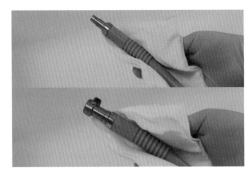

图4-39 接口用经纯化的水擦拭

（2）消毒：用低纤维絮擦布擦干或用气枪吹干水分后，用75%酒精擦拭2遍，作用时间为3分钟。

（3）干燥：使用洁净的低纤维絮擦布擦拭导光束表面，进行彻底干燥；不应使用自然干燥法。

五、硬式内窥镜及腹腔镜手术器械的检查

（一）内镜类

1. 清洁度检查 采用目测对光学目镜进行全面的清洁度检查（图4-40），包括镜体表面、目镜端、物镜端、导光束接口处。带管腔的多功能镜可采用白色通条检查或白纱布试验方法。

2. 结构完好性检查 检查镜面（图4-41）有无裂痕、崩边；检查镜体（图4-42）是否完整无磕痕、是否平直，表面有无凹陷或刮伤；检查导光束接口处（图4-43）有无变形及缺损的情况。多功能目镜需要注意管腔阀门零件完好、无缺损。

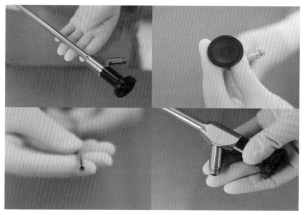

图4-40　全面的清洁度检查

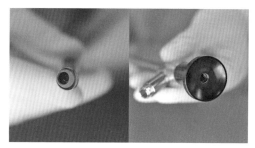

图4-41　检查镜面

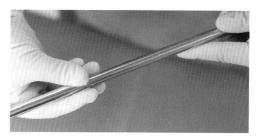

图4-42　检查镜体

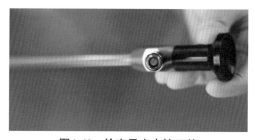

图4-43　检查导光束接口处

3. 功能检查 ①镜头成像的清晰度检查：镜头成像质量将物镜端对准参照物，目镜距离参照物应在5cm之内，缓慢旋转360°进行图像观察，目测结果图像应清晰、无变形，视野完整；若图像不清晰，首先排除污物残留原因，重新清洗或用75%酒精清洁镜面；如仍不清晰，用放大镜仔细检查镜面有无裂痕、划痕或碎屑；有弧影但视野清晰表明内镜外壳上有凹痕；若物镜上有雾状物，表明密封端有泄漏，应与使用科室人员沟通，并联系生产厂家进行专业维修。②光输出检测和色谱检测：均需利用硬式内窥镜检测仪进行检查，检测内容、方法及步骤的具体内容详见"第三章 第四节 一、手术器械的检查"。

（二）器械类

1. 清洁度检查

（1）目测或带光源放大镜：检查器械清洁度，重点关注器械表面清洁，无血液、组织残留物、蛋白质等其他污物；检查关键部位（图4-44），如螺纹处、关节处、锯齿处、管腔和孔隙处等。管腔可以采用白色通条检查（图4-45）或白纱布试验方法检查。

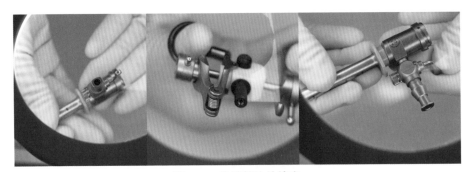

图4-44 关键部位的检查

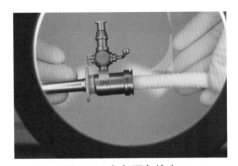

图4-45 白色通条检查

（2）管道镜检查：检查管腔类器械管腔内壁的清洁度（图4-46），管道镜可清晰显示管腔内状况，如正常管腔内壁（图4-47）、有锈蚀及残留污染物的管腔内壁（图4-48）等。检测方法及具体步骤，详见"第三章 第四节 一、手术器械的检查"。

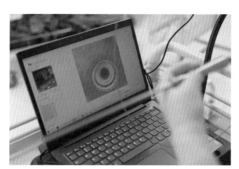

图4-46 管道镜检查管腔内壁的清洁度

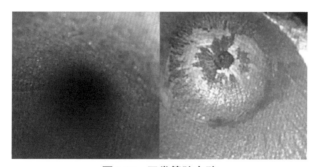

图4-47 正常管腔内壁

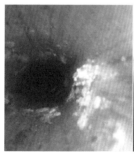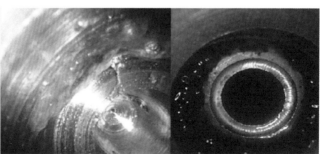

图4-48 有锈蚀及暂留污染物的管腔内壁

2. 结构完整性及功能检查 ①操作钳类：器械配件齐全无缺失，外套管管腔内口定位垫片（图4-49）、密封胶帽（图4-50）无缺失，手柄处铆钉、螺丝齐全紧固（图4-51），内芯、操作杆平直，无折弯、无压损；剪刀剪刃无卷刃。②穿刺器: 内芯及外套(图4-52左)完好无变形、密封帽(图4-52中)完好、无老化、配件(图4-52右)齐全,内芯抽动灵活不卡塞,穿刺器锋利。③冲洗吸引器: 配件齐全,开关阀门灵活,按压式吸引器关注密封圈是否老化、变形、松脱等,正确组装后按压弹簧可灵活回弹。④持针器: 能牢牢夹住缝针和缝线,不滑针,不转针。⑤闭合管腔类: 如施夹钳,密封帽完好,旋转开关无破损,功能端闭合对称、无错齿或变形情况。

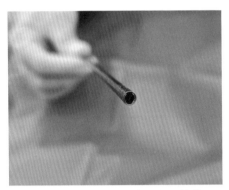

图4-49 外套管管腔内口定位垫片

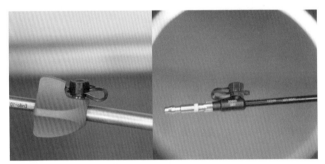

图4-50 检查密封帽

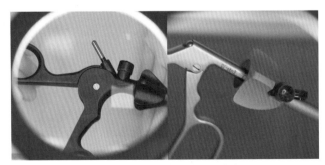

图4-51 手柄处铆钉、螺丝齐全紧固

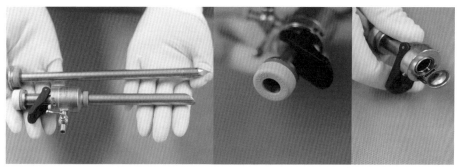

图4-52　检查穿刺器内芯及外套（左）、密封帽（中）、配件（右）

3. 绝缘性能检查　带电源操作器械应进行绝缘性能检测，检查器械绝缘体表面无切口、针孔及裂缝，电源线无折断、老化、绝缘失效等情况；使用专用检测仪进行绝缘性能等安全性检查。

（三）附件类

1. 清洁度检查　检查导光束及其他导线表面（图4-53）无血渍、污渍及组织残留。

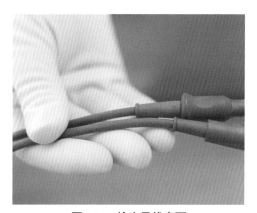

图4-53　检查导线表面

2. 结构完整性检查　检查导光束及其他导线表面是否有破损及压痕，检查导光束及其他导线两端接口处（图4-54），即硅胶和金属连接处是否连接完好，是否有折痕、断裂。

3. 功能性检查　将导光束一端对准室内光源，在其镜面上下移动大拇指，检查另一端有无漏光区，若见光区灰影表明纤维断裂，导致透光减少，影响手术视野，灰影部分超过1/3，需与使用科室人员沟通，并联系厂家进行维修或更换。

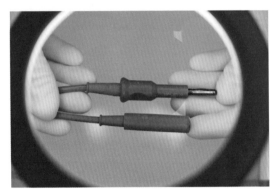

图4-54　检查导线两端接口处

六、硬式内窥镜及腹腔镜手术器械的保养

（一）润滑保养

对可活动的接点、关节、螺纹、阀门等处可采用专用润滑剂喷雾式润滑保养，以保证器械的灵活度。

（二）锐器的保护

锋利的器械，如锥、鞘、针类、剪类、穿刺器等，使用专用保护套保护或采用固定架、保护垫等。

（三）管腔类器械

所有的空腔、阀门应打开，保证灭菌介质的穿透。

七、硬式内窥镜及腹腔镜手术器械的包装

具体操作详见"第三章　第五节　手术器械的包装"中相关内容。根据器械的材质、结构特点，选择合适的包装材料和包装方式进行包装。

八、硬式内窥镜及腹腔镜手术器械的灭菌

具体操作详见"第三章　第六节　手术器械的灭菌"中相关内容。根据器械的材质，选择合适的灭菌方式。

九、硬式内窥镜及腹腔镜手术器械的储存与发放

具体操作详见"第三章　第八节　手术器械的储存与发放"中相关内容。根据器械的存放要求，选择适宜的储存与发放的方式。

第三节 机器人手术系统器械的再处理流程

机器人手术是利用高级机器人平台,使用微创的方法实施复杂外科治疗的手术。由医生操控台、床旁机械臂系统、成像系统组成。机器人手术因其稳定性高、精细度强,创伤小、疗效明确,具有三维立体图形而被广泛运用到外科手术中。机器人手术器械结构复杂易损,内镜及器械价格昂贵,且受到使用次数的限制。因此,如何保障在有限的使用次数范围内,保证器械结构完整、性能完好,是机器人手术器械应用与再处理技术的关键。

一、机器人手术系统器械的预处理

手术结束后,器械护士应及时去除器械表面污物,保湿存放。

（一）机器人内镜

将内镜固定于带卡槽的专用器械篮筐中,物镜端套保护帽进行保护。

（二）器械类

工作端用专用保护套保护。

（三）附件类

穿刺器尖端避免与器械碰撞,穿刺帽放置于精密筐内以防丢失。

二、机器人手术系统器械的回收

核对器械名称、数量、型号、编码及使用次数,用低纤维絮擦布擦拭器械表面的残留污垢。

（一）机器人内镜

检查内镜黑色环形螺母及轴杆无压痕、弯曲,镜面无裂纹；将内镜对准参照物缓慢旋转360°进行目测,图像应清晰、无变形。

（二）器械类

检查单/双极接头无弯曲、变形,调节操控转盘；工作端闭合完整、无缺损；腕形关节处钢丝无起丝、断裂、脱落；器械杆无弯曲、裂纹。

（三）附件类

检查套管远距离枢轴中心标记无模糊,边缘无粗糙、无凹陷、无裂纹；套管形状无失圆；套管焊接处无裂纹及损坏；闭孔器无弯曲、裂纹；十字校准器无毛刺、凹陷。

三、机器人手术系统器械的分类

机器人手术器械结构复杂、精密，要进行机器人手术器械的再处理就必须了解其结构、作用和特点，以确保各处理环节的质量。

分类

1. 机器人内镜 双目镜提供清晰的手术视野，搭载系统核心处理器和三维立体高清成像系统，具备3D及更广泛的视野范围，精细抓取解剖影像。

2. 机器人器械 ①抓钳类：用于牵拉、移动和抓持组织。②剪刀类：用于分离及切割组织。③超声刀鞘：用于配合超声刀芯凝闭血管或组织。

3. 机器人附件 ①套管及闭孔器：用于手术前腹壁打孔，两组件组合使用建立器械操作通路。②十字校准器：用于手术前校对镜头，手动匹配内镜，实现3D校正。

四、机器人手术系统器械的清洗消毒干燥

（一）操作前准备

选用经验证的清洗消毒器，需配备专用清洗程序、连接到器械冲洗口的专用清洗架进行机械清洗。如不具备经验证的清洗消毒器，可选择手工清洗和超声清洗机配合的清洗方式。

1. 人员准备 操作人员戴圆帽、口罩及防护面罩；穿防水衣、防水袖套，戴双层橡胶手套；穿防水鞋。

2. 物品准备 包括低纤维絮擦布、含酶清洗剂、保护垫、专用清洗刷、高压水枪、75%酒精。

（二）操作方法

1. 内镜类

（1）清洗

1）灌注与浸泡：注射器灌注（图4-55）每个冲洗口及冲洗区域，每处至少灌注15ml含酶清洗剂；再浸泡内镜（图4-56）于含酶清洗剂中15分钟，操作时注意泡池内放置保护垫做好保护。

2）漂洗：在流动水下漂洗（图4-57）内镜外表面及线缆，至少60秒。

3）冲洗：高压水枪冲洗（图4-58）每个冲洗口，至少20秒/孔；彻底洗净内镜表面及内里污物，注意保护内镜的物镜端。

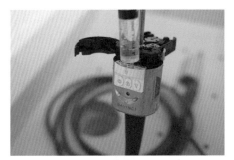

图4-55　注射器灌注清洗剂

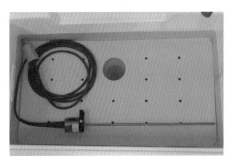

图4-56　浸泡内镜于酶液中

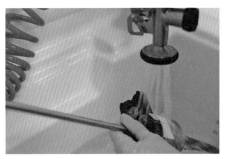

图4-57　流动水下漂洗

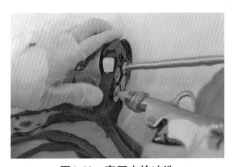

图4-58　高压水枪冲洗

4）喷洗：在液面下喷洗内镜表面、壳体及内镜基座，每处至少20秒/孔。

5）刷洗：液面（流动水液面）下软毛刷刷洗（图4-59）内镜外表面，至少60秒。

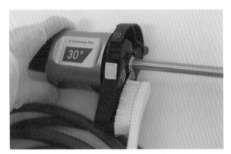

图4-59　软毛刷刷洗

6）终末漂洗：流动纯化水下冲洗（图4-60）内镜表面及线缆，至少60秒。

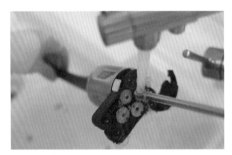

图4-60　流动纯化水下冲洗

（2）消毒：低纤维絮擦布擦干内镜表面，再用75%的酒精进行表面擦拭消毒2遍。

（3）干燥：低纤维絮擦布擦干内镜物镜端（图4-61）；高压气枪吹干壳体（图4-62）及冲洗口，注意高压气枪吹出的压缩空气要避开内镜的物镜端。

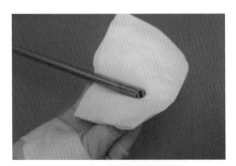

图4-61　擦干内镜物镜端

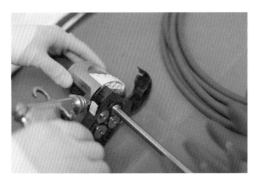

图4-62　高压气枪吹干壳体

2. 器械类

（1）清洗

1）灌注与浸泡: 注射器灌注含酶清洗剂（图4-63）15ml主冲洗口至少灌注15ml的含酶清洗剂; 再浸泡器械（图4-64）于含酶清洗剂中至少30分钟,操作时注意泡池内放置保护垫做好保护。

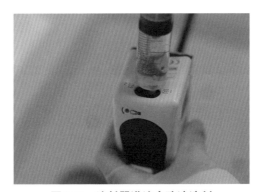

图4-63　注射器灌注含酶清洗剂

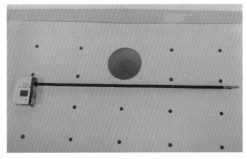

图4-64　浸泡器械

2）冲洗：高压水枪冲洗各冲洗口（图4-65），每个至少20秒；冲洗器械工作端，至少20秒。

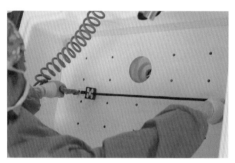

图4-65　高压水枪冲洗（机器人器械）

3）喷洗：在液面下用高压水枪喷洗（图4-66）器械工作端。

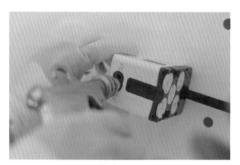

图4-66　液面下高压水枪喷洗

4）刷洗：软毛刷在流动水下刷洗（图4-67）器械表面及工作端，至少60秒。

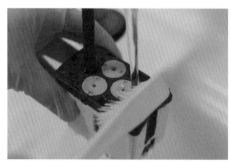

图4-67　软毛刷在流动水下刷洗

5）漂洗：在流动水下进行漂洗（图4-68），至少60秒。

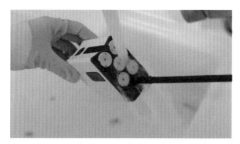

图4-68　流动水下漂洗（机器人器械）

6）灌注和超声波清洗机清洗：灌注清洗剂至冲洗口；再将器械完全放入超声波清洗机（图4-69）中，至少15分钟。若清洗后夹持端及腕形关节仍存在肉眼可见血渍、污渍等，可用蒸汽喷枪进行清洗。

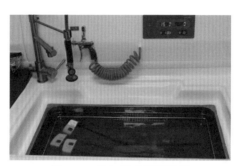

图4-69　放入超声波清洗机

7）终末漂洗：用纯化水冲洗器械，至少60秒。

（2）消毒：采用湿热消毒方法，对器械进行消毒处理，消毒后需继续灭菌。

（3）干燥：将端头向上持握器械并清空全部水分，低纤维絮擦布擦干（图4-70）表面水分，高压气枪吹干（图4-71）壳体及冲洗口；干燥后放入干燥柜，干燥温度70~90℃，干燥时间30分钟。

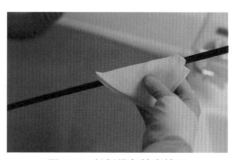

图4-70　低纤维絮擦布擦干

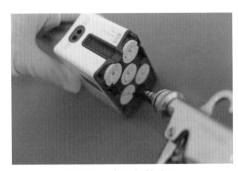

图4-71　高压气枪吹干

3. 附件类

（1）清洗

1）冲洗: 在液面下用高压水枪冲洗套管管腔(图4-72左)，软毛刷刷洗(图4-72右)套管内壁、闭孔器及十字校准器。

2）酶洗: 将套管及闭孔器在含酶清洗剂中浸泡(图4-73)10分钟。

3）超声波清洗: 将套管及闭孔器放入超声波清洗机中清洗(图4-74)10分钟，注意要完全浸没器械。

4）漂洗: 用高压水枪在液面下冲洗(图4-75)套管管腔，软毛刷刷洗套管内壁及闭孔器。

5）终末漂洗: 用经纯化的水彻底漂洗(图4-76)器械，完全去除附件表面及管腔内所有的污渍及清洗剂。

（2）消毒: 采用湿热消毒方法，对器械进行消毒处理，消毒后需继续灭菌。

（3）干燥: 用清洗篮筐装载后放置燥柜内，干燥温度70~90℃，干燥时间为30分钟。

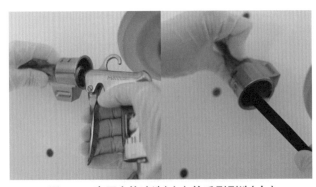

图4-72　高压水枪冲洗(左)、软毛刷刷洗(右)

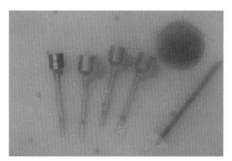

图4-73　含酶清洗剂中浸泡

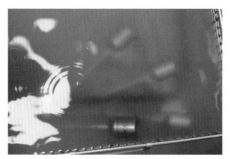

图4-74　超声波清洗机中清洗

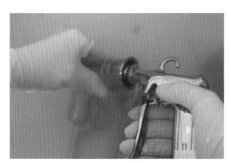

图4-75　用高压水枪在液面下冲洗

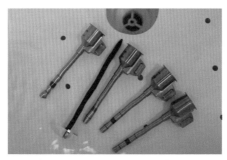

图4-76　用经纯化的水彻底漂洗

五、机器人手术系统器械的检查

（一）内镜类

1. 清洁度检查 在带光源放大镜下检查内镜表面无水垢、污渍、血渍，整体洁净干燥。

2. 结构完好性检查 检查内镜轴杆无压痕、弯曲，镜面无裂纹。

3. 功能检查 检查内镜成像质量：将内镜对准参照物缓慢旋转360°，目测图像应清晰、无变形。

（二）器械类

1. 清洁度检查 器械表面无血渍、污渍和水垢等残留物质。

2. 结构完好性检查 工作端（图4-77）在带光源放大镜下闭合完整、无缺损，齿牙处光洁；腕形关节处（图4-78）钢丝无起丝、断裂、脱落；器械杆无弯曲、裂纹，整体功能完好。

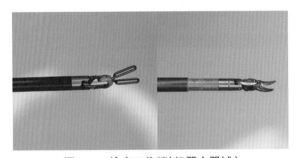

图4-77 检查工作端（机器人器械）

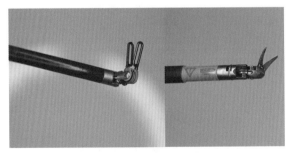

图4-78 检查腕形关节

3. 功能检查 调节操控转盘，检查工作端开合功能。

（三）附件类

1. 清洁度检查 检查附件表面及内壁均应光洁，无血渍、污渍及水垢等残留物质。

2. 结构完好性及功能性检查 检查套管远距离枢轴中心标记无模糊,边缘无粗糙、凹陷、裂纹,套管形状无失圆,套管焊接处无裂纹及损坏; 闭孔器无弯曲、裂纹; 整体功能完好。

六、机器人手术系统器械的保养

(一) 器械腕形关节处

定期用专用润滑油保养,以减少磨损,延长使用寿命。

(二) 十字校准器

定期清洁和检查校准器的传感器,确保准确性和灵敏度。

七、机器人手术系统器械的包装

具体操作详见"第三章 第五节 手术器械的包装"中相关内容,选择合适的包装材料和包装方式进行包装。

八、机器人手术系统器械的灭菌

具体操作详见"第三章 第六节 手术器械的灭菌"中相关内容,选择合适的灭菌方式。

九、机器人手术系统器械的储存与发放

具体操作详见"第三章 第八节 手术器械的储存与发放"中相关内容,选择适宜的储存与发放的方式。

第四节 精密手术器械的再处理流程

精密手术器械是操作者对组织进行细致解剖、分离和清创修复的特殊精细工具。精密手术器械结构复杂、精细、易损伤,应遵循生产厂家提供的产品说明书或指导手册开展再处理,并结合器械周转需求,选择最优的清洗消毒灭菌方案,确保器械得到正确的保护,保证手术供应的安全有效。

一、精密手术器械的预处理

手术结束后,洗手护士应立即使用无菌注射用水及低纤维絮擦布去除器械表面污物,含管腔的器械宜用无菌注射用水冲洗管腔后保湿存放。

二、精密手术器械的回收

回收时核对器械的名称、数量、型号、编码和结构。重点检查外观,器械外表无锋棱、毛刺、裂纹,表层整体完好无脱落点、无弯曲。螺丝、细小配件在位,关节活动时,螺丝不得跟动。功能端无缺齿、烂齿和毛刺,闭合无空隙、无偏移。有良好的弹性和牢固性,关节开闭灵活,无卡滞感。

三、精密手术器械的分类

精密手术器械种类繁多,具有结构精细、复杂等特点,最具代表性的为显微器械和耳鼻咽喉科精细器械。

（一）精密手术器械分类的操作要点

1. 清点和评估 按器械配置单清点手术器械数量、规格,评估其结构完好性。

2. 分开放置 将精密手术器械与其他种类器械分别放置,并注意保护工作端;锐利部位加盖保护帽,较脆弱的器械放入带保护垫的专用器械盒,细小的零件放入专用的带盖密筐内,避免精密手术器械的损坏或丢失。

（二）精密手术器械的分类

1. 显微器械 常用的种类有:①显微剪:在手术过程中,能够精确到达剪切部位,减少手术创伤。其特点为纤细、轻巧,采用弹簧启闭装置,弹簧扣松紧适宜,实现锁齿与卡位完好对合。②显微镊:在手术中用于夹持精细组织,支撑血管壁,协助进行血管吻合。③显微血管钳:在手术中用于夹持、游离组织。④显微持针器:夹持血管缝针,缝合血管时协助拔针、打结。⑤血管夹:用于夹闭人体血管,血管夹体积小,咬合面紧闭,齿槽的齿牙较细、较浅,具有弹性。⑥显微冲洗吸引器:其头端平滑,可伸入细小管腔组织内部,也可用于冲洗和吸引狭窄组织间隙及狭小孔洞中的体液、血液等。

2. 耳鼻喉科精密器械 其常用种类有:①鼻内镜手术器械:多用于鼻内镜手术,器械结构复杂,形状不规则且多样化,沟槽和孔洞多,有螺纹套接、管道等。②活检钳:用于夹取组织样本,尤其是鼻咽部、喉部位置较深且难以观察到的组织的取样。③咬切钳:用于在内镜手术中咬切组织,钳子的功能端精密,刃口锋利,螺丝细小,缝隙细密。

四、精密手术器械的清洗消毒干燥

（一）清洗

精密手术器械清洗宜采用手工清洗方法,除吸管类器械可以采用超声波清洗机清洗,其他精密器械不可采用超声清洗。清洗时器械拆分至最小单位,细小配件使用精密篮筐装载。

1. 人员准备 要求着装为:戴圆帽、口罩、护目镜,穿去污区工作服、防滑水鞋、隔水衣/防水围裙、袖套,戴双层橡胶手套,做好标准防护。

2. 物品准备 选择合适的低纤维絮擦布、含酶清洗剂、软毛刷、带盖精密器械清洗筐、细小配件装载筐。

3. 操作流程

(1)冲洗:精密手术器械不与其他器械混合清洗。清洗池内放置适宜的器械保护垫,流动水冲洗(图4-79),去除器械表面的污物。使用低纤维絮擦布(图4-79)擦洗,软毛刷刷洗(图4-80)齿端、关节缝隙处。管腔类器械应先用高压水枪在水面下对管腔进行脉冲式冲洗,再用合适的毛刷在水面下对管腔进行贯穿刷洗,直至毛刷头端洁净,最后再用高压水枪在液面下对管腔进行脉冲式冲洗(图4-81)。

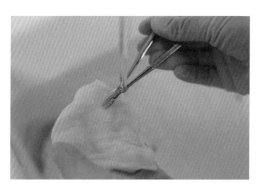

图4-79 用流动水冲洗、低纤维絮擦布擦洗

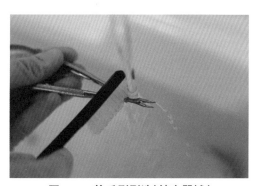

图4-80 软毛刷刷洗(精密器械)

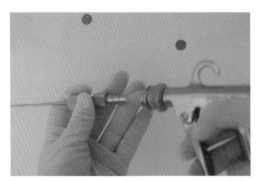

图4-81 高压水枪在液面下对管腔进行脉冲式清洗

（2）酶洗：器械充分浸泡在含酶清洗剂中,用软毛刷在酶液中反复刷洗（图4-82）器械的功能端及关节缝隙; 管腔内灌注含酶清洗剂（图4-83）,在含酶清洗剂中用低纤维絮擦布擦洗（图4-84）器械表面。

（3）超声波清洗：将吸管类器械单独放入密闭清洗篮筐内,再放入超声波清洗机中清洗5~10分钟。

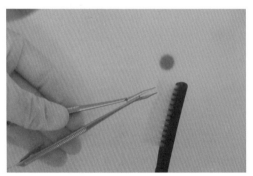

图4-82 软毛刷在酶液中刷洗

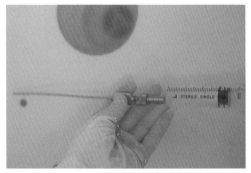

图4-83 管腔内灌注含酶清洗剂

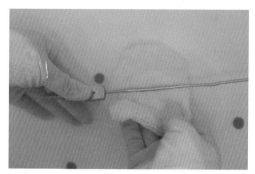

图4-84　含酶清洗剂中用低纤维絮擦布擦拭

（4）漂洗：用流动水反复漂洗，直至器械表面、功能端、关节、缝隙无泡沫、血渍、污渍等杂质。用高压水枪在水面下，对管腔反复进行脉冲式冲洗直至水流澄清。

（5）终末漂洗：用经纯化的水彻底漂洗器械，完全去除器械表面及管腔内所有的血渍、污渍及清洗剂。使用高压气枪进行管腔白纱布试验：纱布洁净、无血渍、污渍等杂质为清洗合格。

（二）消毒

采用湿热消毒方法进行消毒，消毒温度≥90℃，时间≥1分钟或A_0值≥600。

（三）干燥

消毒后的器械固定放置于带保护垫的精密篮筐内，合理放置于干燥柜，根据器械的材质进行干燥，选择适宜的干燥温度70~90℃，干燥时间30分钟。

五、精密手术器械的检查

1. 清洁度检查

（1）各类器械的检查：具体步骤为：①目测：如肉眼观察显微剪、精细钳类、耳内镜、鼻内镜类手术器械等的整体洁净度；②带光源放大镜检查（图4-85）：在带光源的放大镜下逐个检查器械表面及关节齿牙处。

（2）管腔器械的检查：白纱布试验检查方法：用注射器对管腔注入酒精，再用高压气枪吹干管腔，若未吹出血迹和污物等杂质，白纱布未被污染，判断管腔内壁清洗合格。

2. 外观检查　表面及关节处平滑光洁；齿槽、功能端、锁扣及关节缝隙无水垢、锈迹、血渍、污渍等杂质。细小配件坚固、齐全。

3. 完整性检查　逐个检查器械外表无锋棱、毛刺、裂纹；表层无脱落点和脱色；工作端（图4-86）无缺齿、烂齿和毛刺，且咬合无偏移，整体完好。

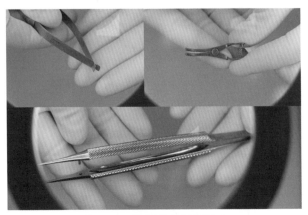

图4-85　带光源放大镜检查

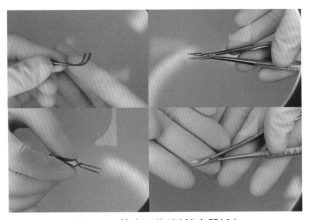

图4-86　检查工作端(精密器械)

4. 功能性检查　逐个检查带锁齿显微剪、带锁扣持针器及血管夹有良好的弹性,关节开闭灵活,闭合牢固。

六、精密手术器械的保养

严格执行器械厂家提供的维护保养手册,器械关节处使用专用润滑油进行日常维护和定期保养。反复张合器械手柄,使润滑油均匀渗透进入关节处,直至无油液溢出。

七、精密手术器械的包装

具体操作详见"第三章 第五节 手术器械的包装"中相关内容。根据器械的特点,选择合适的包装材料和包装方式进行包装。

八、精密手术器械的灭菌

具体操作详见"第三章 第六节 手术器械的灭菌"中相关内容。根据器械的材质,选择合适的灭菌方式。

九、精密手术器械的储存与发放

具体操作详见"第三章 第八节 手术器械的储存与发放"中相关内容。根据器械的特点,选择适宜的储存与发放的方式。

第五节　手术动力系统器械的再处理流程

手术动力系统是指可提供神经外科、头颈外科等手术时所需的动力、控制和操作器械,综合性能良好的手术动力系统能够实现手术所需的钻、铣、磨、锯等功能,辅助外科医生高效、安全、快速、精确地完成手术,最大限度地缩短手术时间、减轻患者痛苦、促进术后痊愈。

一、手术动力系统器械的预处理

手术结束后器械护士踩动设备脚踏,带动手柄一端,抽吸无菌注射用水冲洗手柄管腔内部,使用低纤维絮擦布去除器械表面污物后保湿存放。

二、手术动力系统器械的回收

对照器械清单,查对器械的名称、数量、型号、编码和结构。检查马达及连接线,马达外表面无锋棱、毛刺、裂纹,表层无脱落点,连接线与电机焊接牢固,连接线无破损、断裂、褶皱,整体完好。手柄外表层无脱落点,钻头磨面和钻面无磨损、裂纹。连接线插入式接口与手柄连接良好,钻头应推到手柄底部并锁紧。

三、手术动力系统器械的分类

常用的手术电动工具动力系统器械为颅脑外科电钻、头颈外科(耳鼻咽喉科)电钻。

（一）手术电动工具动力系统器械分类的操作要点

1. 清点和评估　按器械配置单清点手术器械的数量和规格,并检查和评估其完好性。

2. 拆卸　将可拆卸器械,拆分至最小单位。

3. 分开放置　将手术电动工具动力系统器械与其他器械分别放置;同一

器械上的零配件,放置到同一个带盖密筐中,防止器械损坏和丢失。

（二）手术动力系统器械的分类

1. 神经外科　常用种类有:①电动开颅钻:用于在颅骨上定位并钻孔,然后用铣刀打开颅骨。②铣刀:用于削切骨组织。③钻:用于在颅骨上钻孔。④磨头:用于颅脑外科手术过程中组织的打磨和切除。

2. 耳鼻咽喉科　常用种类为电钻,用于耳鼻喉内镜手术过程中组织的打磨切除;用途广泛,配置灵活,操控方便,动力强劲,为手术过程所需的动力提供支持。

四、手术动力系统器械的清洗消毒干燥

（一）清洗

电动工具器械宜采用手工清洗,不能采用超声波清洗机清洗。清洗时电机及连接线、手柄禁止浸泡,清洗前盖紧连接线插头部防水盖,以免进水。

1. 操作前准备

（1）人员准备:操作人员严格标准防护,戴圆帽、口罩、护目镜,穿去污区工作服、防滑水鞋、隔水衣/防水围裙、袖套,戴双层橡胶手套。

（2）物品准备:选择合适的低纤维絮擦布、含酶清洗剂、毛刷通条、软毛刷、精密器械清洗篮筐。

2. 操作步骤

（1）冲洗及擦洗:电动工具器械不与其他器械混合清洗,清洗池内放置合适的器械保护垫,在流动水下用低纤维絮擦布轻柔地擦拭马达、手柄及连接线(图4-87),保持电机和手柄前端向下,在流动水下用软毛刷(图4-88)刷洗钻头。

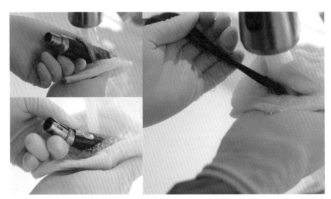

图4-87　马达及连接线的冲洗

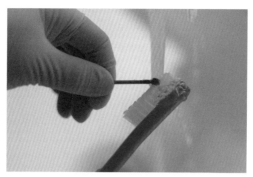

图4-88　钻头的刷洗

（2）酶洗：用低纤维絮擦布蘸含酶清洗剂轻柔地擦洗马达及连接线（图4-89），用软毛刷蘸含酶清洗剂轻柔擦拭手柄；根据钻头的污染程度，浸泡在含酶清洗剂内（图4-90）10~15分钟，最后用软毛刷刷洗（图4-91），需要特别注意残留骨粉的清除。

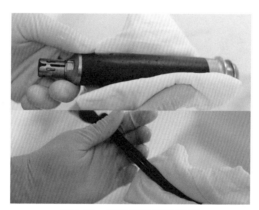

图4-89　擦洗马达及连接线

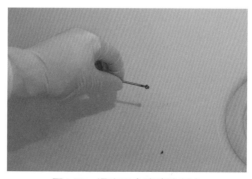

图4-90　浸泡于含酶清洗剂内

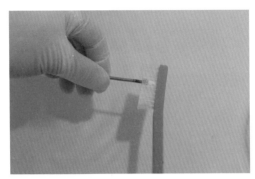

图4-91　浸泡后用软毛刷刷洗

（3）漂洗：用洁净的低纤维絮擦布蘸流动水反复漂洗马达、手柄及连接线、钻头表面（图4-92），直至表面上均无泡沫、血渍、污渍。

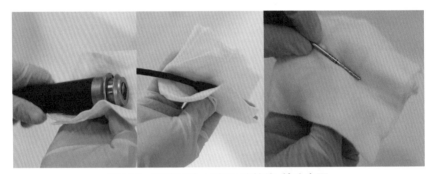

图4-92　漂洗马达、手柄及连接线、钻头表面

（4）终末漂洗：用洁净的低纤维絮擦布蘸经纯化的流动水彻底漂洗马达、手柄及连接线、钻头表面（图4-93）3次，每次漂洗不少于1分钟，必须完全去除其器械上所有的血渍、污渍以及清洗剂。

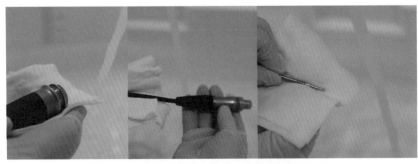

图4-93　终末漂洗马达、手柄及连接线、钻头表面

（二）消毒

用洁净的低纤维絮擦布擦干电机及连接线、手柄、钻头，再用75%的酒精擦拭消毒。

（三）干燥

清洗消毒后的电钻固定放置于专用带盖精密器械篮筐，干燥温度为70~90℃，干燥时间30分钟。

五、手术动力系统器械的检查

（一）清洁度检查

目测检查手术动力系统器械的整体洁净度，再使用带光源的放大镜检查器械精细部位的情况。电机及连接线整体洁净干燥，表面无水垢、锈迹、血渍、污渍等杂质。从手柄后部喷入专用清洁油清洁电钻手柄内部，再用气枪吹气，检查手柄内部洁净度，直至吹出无血迹、污物等杂质为清洗合格。

（二）结构完整性检查

1. 钻头面和磨头面 　没有骨粉残留，无裂纹、无变形，整体完好。

2. 马达、连接线及手柄外观 　马达、连接线及手柄的外观检查（图4-94）：外观均无锋棱、毛刺、裂纹、表层无脱落点；连接线与手柄连接处（图4-95）焊接牢固；连接线与手柄连接面无破损、无变形、无断裂。

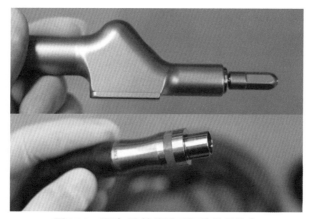

图4-94　马达、连接线及手柄的外观检查

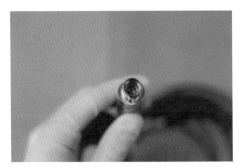

图4-95　连接线与手柄连接处

（三）功能检查

电机连接线插入主机,检测性能良好。严格执行器械厂家提供的维护保养手册,保证动力系统器械功能完好。

六、手术动力系统器械的保养

1. 手柄无电池的电动工具　保养内容包括：①润滑保养：从电机接口（图4-96）、手柄后部（图4-97）喷入专用润滑油进行常规润滑保养后,再用气枪吹干多余的润滑油。②马达：严禁任何液体进入马达内部；应存放于干燥、无尘、通风的环境中。③手柄：手术后要喷入专用油；严禁任何液体进入手柄内部；使用过程中避免碰撞；有涂层的手柄要选择适宜的清洗剂,避免破坏涂层；不可随意拆分和改装。④钻头、铣刀、磨头：清洗干净后,用低纤维絮布擦干,轴节处涂专用油,防止生锈。⑤电缆线：呈"O"形盘绕,使用中和使用后均注意避免打折、暴力拉拽。⑥脚踏板：使用后用干布擦拭干净。

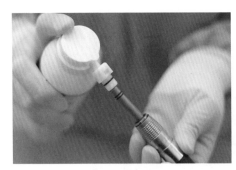

图4-96　从马达接口喷入手柄后部

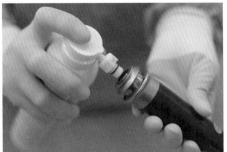

图4-97　从手柄后部喷入专用润滑油

2. 手柄有电池的电动工具　保养内容包括：①脉冲保养：将容器中加入纯水,配制一定比例的水溶性润滑剂,将电动工具工作端的夹头置于润滑剂液面以下,启动开关,夹头高速工作;每次启动,工作2秒,间隔2秒,反复脉冲20~30次。②75%酒精擦拭:取下电池盖,用75%的酒精纱布擦拭2次;将电池取出,电池槽用拧干的75%的酒精纱布擦拭2次。

七、手术动力系统器械的包装

具体操作详见"第三章　第五节　手术器械的包装"中相关内容。根据手术动力系统特点,选择合适的包装材料和包装方式进行包装。

八、手术动力系统器械的灭菌

具体操作详见"第三章　第六节　手术器械的灭菌"中相关内容。根据器械特点,选择合适的灭菌方式。

九、手术动力系统器械的储存与发放

具体操作详见"第三章　第八节　手术器械的储存与发放"中相关内容。选择适宜的储存与发放的方式。

第六节　外来手术器械的再处理流程

一、外来手术器械的接收

(一)首次接收测试

首次接收测试是外来医疗器械及植入物第一次在本院临床手术使用之前,消毒供应中心根据行业规范和器械说明书进行的一系列有关器械清洗、消毒、包装、灭菌方式和参数的测试,同时进行灭菌有效性测试和湿包检查,直至各处理环节符合质量标准。第一次送达消毒供应中心的手术器械,应根据医院管理要求执行入院及使用审批程序,并进行首次接收测试。

(二)接收清点

接收清点是处理外来医疗器械及植入物的起点,顺利进行接收清点是快速、高效处理器械的前提。

接收清点的内容包括:接收前确认生产厂商提供合格的器械说明书,包括器械清洗、消毒、包装、灭菌的方式及参数,了解器械名称、结构、用途和再处理的注意事项。接收人员做好个人防护,根据器械配置清单分别清点普通工具、动力工具和植入物的名称、规格、数量。确认器械结构与功能完好,用于切割、钻孔、剪切的器械功能端应锋利、无卷边,螺钉、螺帽等易丢失零件应齐全。

二、外来手术器械的清洗消毒

（一）清洗原则

1. 清洗操作前　清洗前应根据其耐湿热性能、结构特点和污染程度进行分类，提高器械清洗效率和清洗质量。

2. 清洗操作中

（1）清洗方法的选择包括：①耐湿耐热类器械首选湿热清洗消毒方法；②不耐湿热类器械主要为手术电动工具动力系统器械，此类物品适宜选择手工清洗方法。

（2）手工清洗后再机械清洗的器械包括：①管腔器械：髓腔扩张器、空心钻头、融合器等；②结构复杂类器械：定位器、上钉器、截骨板等结构复杂类器械；③污染严重的器械。

（3）可拆分器械的清洗：在不借助工具的前提下拆分至最小单元，装入密纹筐装载并加盖保护，避免细小配件遗失；根据实际情况进行手工清洗或机械清洗。

3. 植入物　不可使用润滑剂。

4. 容器和托盘的处理　盛装外来医疗器械的容器和托盘的清洗消毒，与器械清洗消毒同等重要。

（二）清洗要点

1. 表面光滑/不光滑类器械　包括：①表面光滑类器械，应在液面下去除污染物；②表面不光滑类器械：用软硬适宜的清洗刷沿器械的纹路方向反复刷洗。

2. 空洞类器械　重点关注器械的缝隙和每个孔洞，选择与孔洞直径相匹配的清洗刷，贯通刷洗至无肉眼可见污渍。

3. 缝隙类器械　如软钻、髓腔扩张器等可弯曲器械，应弯折器械，充分暴露缝隙并顺着缝隙刷洗。注意防止清洗刷刷毛残留在缝隙中。

4. 管腔类器械　须选用与管腔直径匹配的清洗刷贯通刷洗，再用高压水枪进行冲洗。预处理后放置在专用的管腔器械清洗架上，进行机械清洗消毒。

5. 关节类器械　注意充分张开关节，重点刷洗关节、齿槽、卡锁处。

6. 滑动类器械　刷洗时可反复推动可滑动部分，方便暴露遮挡部位，进行充分清洗。

7. 锉刀类器械　根据锉刀表面结构进行横竖交叉刷洗，或沿缝隙方向反复刷洗。

8. 钻头类器械　沿钻头螺纹方向螺旋式刷洗，空心钻头需贯通刷洗内腔。

9. 锐利器械　应注意戴加厚防锐器伤的手套。

10. 植入物 需检查规格型号及其完整性,重点检查器械螺纹处、空心钉的管腔、接骨板的孔洞、镀层有无脱落。在液面下用软毛刷沿螺纹方向刷洗,空心螺钉须选择与其管腔直径匹配的清洗刷贯通刷洗,注意保护植入物的镀层。接骨板在液面下用软毛刷刷洗表面和孔洞,注意逐一刷洗,避免遗漏。

（三）手工清洗及消毒干燥

1. 人员准备 按要求做好标准防护,戴圆帽、口罩、护目镜,穿去污区工作服、防滑水鞋、隔水衣/防水围裙、袖套,戴双层橡胶手套。

2. 物品准备 选择合适的低纤维絮擦布、含酶清洗剂、软毛刷、带盖精密器械清洗筐、细小配件装载筐。

3. 操作流程

（1）清洗

1）冲洗和刷洗: 在流动水下冲洗（图4-98）,去除器械表面的污物,用低纤维絮擦布擦洗（图4-99）,软毛刷刷洗（图4-100）齿端、关节缝隙处。管腔类器械先用高压水枪在液面下对管腔进行脉冲式冲洗,再用通条在液面下对管腔进行刷洗,最后用高压水枪在液面下对管腔进行脉冲式彻底冲洗。

2）酶洗: 将器械放置于含酶清洗剂中充分浸泡（图4-101）,浸泡15~30分钟。器械管腔需进行灌注处理。

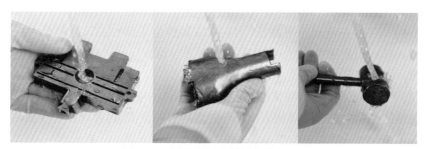

图4-98 在流动水下冲洗（外来器械）

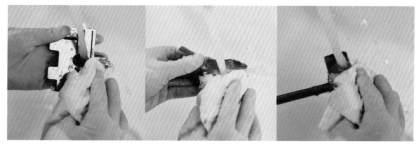

图4-99 低纤维絮擦布擦洗（外来器械）

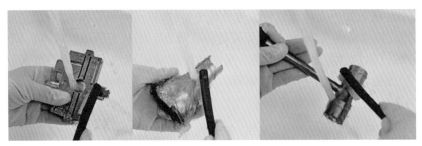

图4-100　软毛刷刷洗（外来器械）

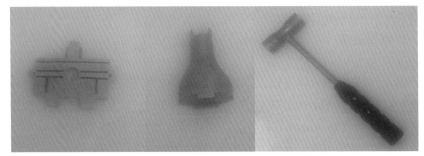

图4-101　含酶清洗剂中充分浸泡（外来器械）

3）超声波清洗：将吸引管类器械单独放入密闭清洗筐内，再放入超声波清洗机中清洗10分钟。

4）漂洗：在流动水下漂洗（图4-102）器械齿牙部、关节、缝隙至无血渍、污渍、锈斑，用高压水枪（图4-103）在液面下对管腔反复进行脉冲式冲洗至无血渍、污渍，直至水流澄清。

5）终末漂洗：用经纯化的水彻底漂洗（图4-104）器械3次，每次漂洗不少于1分钟，必须完全去除器械表面及管腔内所有的血渍、污渍以及清洗剂。

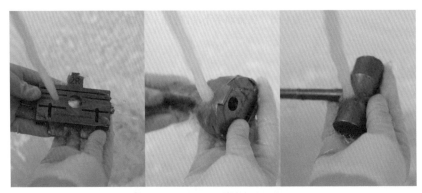

图4-102　流动水下漂洗（外来器械）

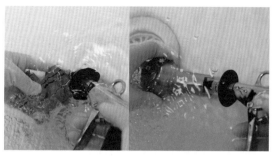

图4-103　用高压水枪在液面下冲洗(外来器械)

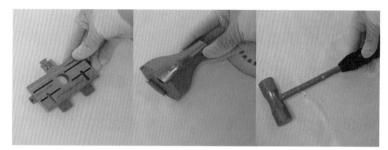

图4-104　用经纯化的水彻底漂洗(外来器械)

（2）消毒:采用湿热消毒方法,消毒温度≥90℃,消毒时间≥1分钟,或A_0值≥600。

（3）干燥:根据器械的材质进行干燥,适宜的干燥温度为70~90℃,干燥时间宜30分钟。

（四）电动工具动力系统器械的清洗消毒干燥

1. 清洗　可拆卸的钻头夹应先拆卸。专用钥匙将钻头装载孔打开至最大。

（1）刷洗:选择与钻头夹管径相匹配的管腔清洗刷,对钻头夹反复刷洗。

（2）浸没并运转:钻头夹须浸没在水面下运转7~8次,每次约2秒,以液面刚好浸没钻头夹为宜。注意电机部分不能进水,防止发生漏电或触电现象。

（3）用同样方法将钻头夹进行漂洗与终末漂洗后需空转7~8次,排尽残留水分。

2. 消毒　耐湿热的动力工具配件,如锁匙、锯片等采用机械清洗方法进行湿热消毒或75%酒精擦拭消毒。主机表面用75%酒精擦拭消毒,作用3分钟后用低纤维絮擦布彻底擦干。

3. 干燥　用棉签擦拭主机内腔并注意保持干燥。

三、外来手术器械的干燥

经机械清洗消毒干燥后的器械,由于结构特殊仍然有水分残留的器械,需要进一步干燥。应根据器械的结构特点,进行干燥前的预处理,达到器械快速干燥的效果。各类外来器械均不应使用自然晾干的方法进行干燥。

干燥原则

1. 管腔器械　采用高压气枪或真空干燥柜进行彻底干燥,如髓腔扩张器、空心钻头、空心螺丝刀、带管腔结构的手柄等。

2. 空心钉　垂直放置于钉盒的空心钉,尽管采用机械清洗消毒干燥,如仍然有水分残留,需要在医用干燥柜内再次干燥。

3. 表面有凹槽且易积水的器械　应倾倒积水后再进行干燥,如股骨头打入器、衬垫等。

4. 动力工具　用高压气枪吹出空心电钻钻头通道内的水分后再干燥,应充分排尽钻头夹内的水分,可装上电池空转至排出积水,再放入干燥柜干燥。

5. 塑胶类器械　遵循产品说明书进行干燥,避免温度过高出现器械老化或变形等现象。

四、外来手术器械的检查

（一）物品准备

带光源的放大镜、检查通条、吸水巾、气枪、各种型号的保护套、专用润滑油、标识牌、低纤维絮擦布。

（二）检查方法及内容

1. 洁净度检查　采用目测或使用带光源的放大镜,检查充分干燥后的每件手术器械,器械关节、齿槽、螺纹、管腔内壁及凹槽等处应光洁,无血渍、污渍、水垢和锈斑。检查管腔器械时,应选择与管腔直径大小匹配的白色通条,擦拭内腔并贯通管腔两端,确认白色通条洁白无污迹。

2. 结构完好性检查

（1）钻孔类器械:检查其工作端是否锋利,螺纹有无缺口及卷边,与配套手柄对接后应紧固无松动。确保钻头与电钻夹相匹配,空心钻头管腔通畅。

（2）检查球形定位针和柱形定位针数量是否相等,定位针装入定位器后应紧固,针头导向器的齿牙部无缺损及卷边,管腔或空隙通畅。

（3）开口凿、孔、白锉刀刃部锋利,无缺损、卷边,髓腔扩张器头部钻纹无缺损、卷边,体部弹性良好,弯曲后能够迅速复原,尾部与电钻连接后应紧固。

（4）钢板剪刀刃部锋利,无缺损、卷边,关节灵活,手柄开闭轻松灵活,无摆动、卡塞等现象。

（5）螺丝刀前端无缺损、棱角分明,套入螺钉后大小匹配、旋转自如无滑丝,装入钉夹后可轻松夹取螺钉。万向螺丝刀前端弹簧弹性良好,360°活动自如。

（6）各类敲击打入器械,敲击功能端无坑凹、缺损。前端功能端为非金属材质的打入器应重点检查。

（7）植入物表面无刮花、磨损、老化。螺钉、钢板借助带光源放大镜检查螺纹有无缺损、卷边,钢板表面有无磨损、几何结构有无变形、螺钉孔是否完整。

3. 功能检查　动力工具检查钻头夹转动是否灵活,前端有无缺损。可利用锁匙旋转钻头夹,检查锁匙与钻头夹是否匹配,装入钻头旋紧钻头夹后应夹持紧闭。检查可拆卸的钻头夹与主机对接后是否紧密,开关按钮及方向按钮是否灵活,装入电池后可正常转动。摆锯检查锯片齿部是否缺损、有无卷边,锯片安装后夹持是否紧闭。装入电池启动后,锯片摆动是否正常。

五、外来手术器械的保养

应注意植入物不能使用润滑剂; 必要时可依据产品使用说明书要求选择专用的润滑剂进行维护保养。

六、外来手术器械的包装

具体操作详见"第三章　第五节　手术器械的包装"中相关内容。选择合适的包装材料和包装方式进行包装。

七、外来手术器械的灭菌

具体操作详见"第三章　第六节　手术器械的灭菌"中相关内容。选择合适的灭菌方式。

八、外来手术器械的储存与发放

具体方式详见"第三章　第八节　手术器械的储存与发放"中相关内容。选择适宜的储存与发放的方式。

第五章

质量管理信息化追溯系统

　　医院信息化建设是助力现代化医院运行的必要条件,采用信息化技术实现消毒供应中心的规范化管理,成为医院消毒供应中心智慧的发展的必然趋势。

　　消毒供应中心的质量追溯管理系统,是记录可复用诊疗器械、器具和物品从回收、分类、清洗、消毒、检查、包装、灭菌、储存、发放及手术室/临床科室使用的全过程,实现质量可追溯的信息化管理系统。无菌物品质量全程信息追溯,连续记录复用诊疗器械、器具和物品,使无菌物品处理的工作流程实现强制性执行、科学化管理、持续性优化的目标,记录无菌物品清洗、消毒、灭菌操作时的关键参数,实现无菌质量控制过程的可追溯。

第一节　质量管理信息化追溯系统的介绍

一、质量管理信息化追溯系统的原则与要求

　　1. 对可重复使用的无菌物品设置唯一性编码。

　　2. 采集各关键操作流程节点的信息或数据,形成闭环记录。

　　3. 追溯记录应具有客观性、真实性的特点,错误录入更正需要设置相应权限并保留痕迹。

　　4. 记录的关键信息内容包括操作人、操作流程、操作时间、操作内容等。

　　5. 清洗消毒追溯信息至少保留6个月,灭菌及灭菌监测信息至少保留3年。

二、质量管理信息化追溯系统的作用

(一)信息传递的时效性

　　无菌物品信息化管理,消毒供应中心能够及时准确地接收临床各科室无菌物品要求信息;各区域的工作人员能够依靠信息,准确有序地展开各自的

工作；管理者能够通过信息追溯系统，实时掌握各环节操作过程，准确追踪无菌物品所在位置，严格效期管理，责任到人，保证无菌质量。

（二）科室管理规范化

信息化追溯系统能够在日常记录的基础上，整合物品、人员、设备等信息；通过阶段性数据分析，发现安全隐患，提升工作质量；随时了解各程序信息，为规范科室管理提供信息。

（三）感染控制

科室间信息传递不再依靠手工记录单的传递，简化物品交接的工作程序，同时避免纸张记录单传递引起的污染机会，严格无菌物品各环节质量控制。

（四）提高工作效率

全程电子化记录，把工作人员从烦琐的手工记录中解放出来，实现各项查询、统计功能随时呈现，极大地减少了工作人员的重复机械劳动。通过信息化手段完成工作量统计与成本核算等日常工作和总结，方便快捷、及时准确，有效地提高工作效率。

三、质量管理信息化追溯系统的基本功能

（一）管理功能

系统实现了对可重复使用诊疗器械、器具和物品的处理流程进行完整、灵活、实时的信息化管理；对消毒供应的各个环节进行全程跟踪与管理，为消毒供应中心的人员管理和物资分配提供参考依据。

（二）追溯功能

系统可以通过标识和记录进行追溯，明确各个环节工作人员的职责，并对人员条码信息进行记录，以便查找和追寻相关的原因，责任到人。在出现感染等不良事件时，能够通过条码标识追溯到器械包在回收、清洗、消毒、包装、灭菌、发放、使用全过程的信息，排除无责环节，确认问题，持续改进质量。

（三）器械包回收清点与分类

通过审核各科室回收物品，确认回收物品数量，自动完成回收信息记录并生成回收确认单。可根据工作需要，设计器械包与科室关联的器械丢失及正常报损处理流程。登记丢失、报损信息后自动通知临床科室。确认物品丢失、报损后，及时增补。可以根据实际情况选择，随时查看器械包和材料图片以及图片的细节内容，查看外来医疗器械分配功能。带条码标识牌回收的器

械包,直接在回收列表页面扫描器械包条码标识牌,系统自动获取对应科室信息,并显示对应单据完成回收。系统支持用户自定义回收分组,根据不同科室分组,可灵活显示回收单。手术器械按回收时间在待装配任务中顺序显示。手工清洗物品责任到人,实现清洗操作者与器械包关联,方便管理。

（四）清洗与消毒

自动完成清洗消毒过程的记录,通过扫描标识条码记录清洗操作人员、清洗方法、清洗程序,记录清洗过程的各关键参数。清洗方法可灵活选择机械清洗和手工清洗,器械包与清洗篮筐编码标识关联,通过扫描完成清洗过程操作记录。针对清洗不合格器械,实现器械的清洗不合格登记,并返回待清洗程序操作界面状态。

（五）装配管理

器械包装配时扫描清洗篮筐条码,系统显示篮筐内物品清单及器械图谱,装配者扫描工作证上的身份条码和所需装配篮筐条码,完成装配操作,系统自动存储装配人员信息。系统可进行支持装配任务分组,不同分组的器械分别显示。对应分组的用户登录界面,只显示当前工作组的装配任务。可根据需要设计器械包装配教学功能,包含图片教学、视频教学和配包注意事项等。支持可视化标签模板设计功能,通过页面标签设计工具箱,采用所见即所得的方式,自行设计无菌物品包外标签打印的信息和格式。可满足器械包周期性保养提醒功能的需要。

（六）审核包装

装配任务完成之后,审核者对器械包进行二次复核,打印标签时系统为篮筐内器械包对应的外部条码标签,标签内容包括:物品名称、装配者、审核者、灭菌日期、失效日期和器械包唯一标识条码。标签打印时具有提示框弹出功能,提醒审核人员对重要信息进行再次确认。审核者通过扫描工作证上的身份条码和所需装配篮筐条码,点击审核按钮,完成审核操作,能够在该页面查看操作者的审核工作量。审核任务列表清晰,并可以查看每个器械包的图片,根据操作者需要,查看器械包内容物清单和材料图片。在灭菌任务中可以查阅未装配、未审核的器械包,前置灭菌工作计划。

（七）灭菌任务管理

灭菌员通过扫描篮筐标识条码和物品包外条码进行待灭菌物品装载,灭菌时扫描灭菌器相关指令启动灭菌任务。自动完成灭菌过程记录,内容包括灭菌人员、灭菌设备、灭菌程序及灭菌物品名称、数量。灭菌人员扫描灭菌完成指令条码完成灭菌记录。系统可记录灭菌中断情况,并关联质量监测事件。灭菌中断情况处理后可选择继续灭菌或灭菌失败操作。在灭菌设备开放数据访问接口的情况下,信息系统可与灭菌器设备做接口,自动采集灭菌器工作参数并显示在系统页面,可以通过系统直接打印。

（八）下送计划与管理

根据科室需求制订下送计划。确保申请物品和实际物品的一致性;一次性无菌物品下送扫描物品批次条码确保同类物品先进先出,即将过期物品有预警提醒,过期物品有警示提醒。通过扫描下送人员标识条码、无菌物品标识条码、下送人员标识条码,记录发放人员、下送时间、无菌物品、临床科室、下送人员信息。扫描物品条码与申请物品不一致时,会发出警报声音并出现错误提示,防止下送错误。可通过PDA完成下送工作。根据科室申请信息查询已灭菌尚未发送的无菌物品,可以实现一键发送功能。物品在发放后能够在电脑界面或PDA上显示当前状态。

（九）外来医疗器械包管理

包括外来器械包的申请、回收登记、清洗、配包与审核、灭菌、生物监测、发放管理等功能。对于需要使用外来医疗器械及植入物的手术,外来医疗器械送至消毒供应中心前,需要先在系统中提交《外来医疗器械及植入物需求申请单》;消毒供应中心根据申请单信息确认接收外来器械的种类、数量,再进行消毒供应中心内部工作流程处理。装配外来医疗器械时需打印外来医疗器械包外条码标识。外来医疗器械包在完成接收和清洗后,装配环节可以特殊标识与其他器械包进行区分。对于包含内容物较多的外来医疗器械包,可拆分成多个器械包进行包装,即信息系统支持拆分包装操作。外来医疗器械使用后需要二次回收及二次清洗消毒后再归还配送厂商。各工作环节均需要登记相关信息并分别统计工作量。系统设置有带植入物的器械包提示生物监测结果功能。系统可以实现外来医疗器械说明书功能,能够上传管理各类型的说明书,并在各环节显示对应的说明书。外来医疗器械灭菌追溯表可完成记录与打印程序。

（十）质量监测与管理

完善消毒供应中心物品处理各环节及临床科室质量监测信息记录与反馈,提供相关质量监测指标报表。根据各工作区域质量管理重点,建立相应的质量目标,以确保无菌物品达到质量。建立质量管理、质量标准、工作规程和制度,对消毒供应中心清洗、消毒、灭菌工作和质量监测进行指导和监督,定期进行检查与评价,发现问题后及时查找原因并予以控制。

（十一）成本管理

对消毒供应中心工作中所涉及的各类费用按照核算的科目进行归纳和分类,计算出总成本和单位成本。管理者实现了解科室运行状况,为成本决策、成本管理提供循证支持。控制提供科学依据。对消毒供应中心采集的信息资料进行汇总整理,形成数据链条,为消毒供应中心管理层提供决策依据的同时,得到财务管理、设备管理、院感防控的技术援助与支持,更好地服务于医院各临床科室和手术室等部门。

科学合理的信息化追溯技术,全程记录器械、器具和物品在消毒供应中心从回收、清洗消毒、包装、灭菌、存储到发放,延伸到在手术室和临床科室内使用的整个过程,为完善医院消毒供应中心的质量控制体系,保证无菌物品质量安全提供技术支持。

第二节　质量管理信息化追溯系统的方法

采用信息化管理手段对追溯的可复用器械、器具和物品设置唯一性编码,可使用条形码和/或射频识别技术作为标识技术。在回收、接收、清洗消毒、检查包装、灭菌及监测、储存发放等各追溯流程点设置数据采集终端,进行数据采集,实时记录每个物品在各操作流程的处理过程、操作时间、操作者,实现每个物品的历史都有据可查、有证可依,形成闭环记录。在系统中可以随时随地查询消毒灭菌包所在的位置和状态。通过记录监测过程和结果,对结果进行判断,提示预警或干预后续相关处理流程。目前在临床中使用的是消毒供应运营管理系统(图5-1)等。

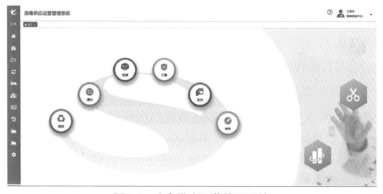

图5-1　消毒供应运营管理系统

一、回收清点过程信息采集

使用后的器械、器具和物品回收至消毒供应中心去污区，进行回收登记，完成所属科室、器械物品、名称、数量、回收人员、时间等回收清点过程信息的采集录入（图5-2）。

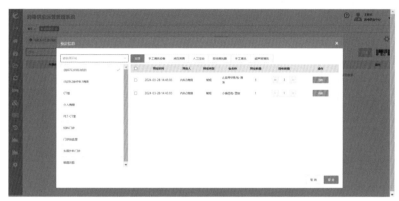

图5-2　回收清点过程信息的采集录入

二、清洗消毒过程信息采集

信息系统可完成清洗消毒器械过程的数据采集（图5-3）：物品名称、清洗时间、清洗人员、清洗设备、清洗方式和程序等，达到实时监控清洗流程及清洗消毒器运行过程参数的作用。清洗消毒结束时，操作人员查看信息系统采集的清洗消毒器的运行参数，判断清洗消毒是否符合质量标准要求，若不符合要求，则该批次器械、物品不能进入下一个工作流程。

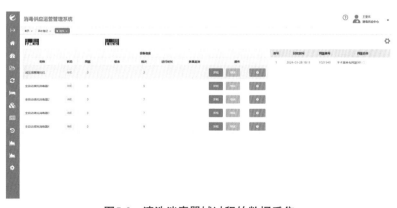

图5-3　清洗消毒器械过程的数据采集

三、包装过程信息采集

该过程可进行器械、物品的包装过程信息的采集（图5-4），包括消毒灭菌包名称、包装者、包装类型、有效期等信息后生成物品包的唯一条形码，贴于对应的器械、物品包外，或直接采用电子化信息储存于系统中。装配时可根据电脑端图文信息显示消毒灭菌包的器械、器具和物品的数量、名称、图片及装配方法等，方便操作人员配置及核对。

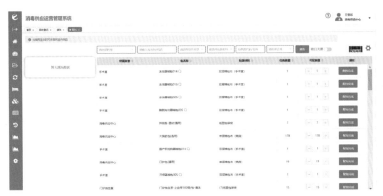

图5-4 包装过程信息的采集

四、灭菌过程信息采集

灭菌人员通过扫描设备唯一条形码和消毒灭菌包上的条形码，并与该灭菌器的监测包或监测结果相关联，完成消毒灭菌包名称、数量、灭菌时间、灭菌人员、灭菌设备、灭菌批次、序列号和程序、灭菌监测包及监测结果等信息的采集，即灭菌过程信息采集（图5-5）。

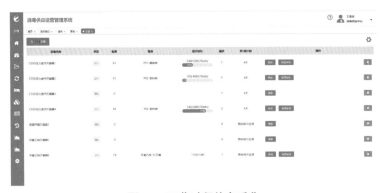

图5-5 灭菌过程信息采集

五、灭菌监测结果信息采集

包括B-D测试、物理监测、化学监测、生物监测结果的信息采集。通过对灭菌监测结果采集的时间限定,使实际灭菌时间与采集时间一致。完成每批次的灭菌参数、监测包结果的信息采集;灭菌结果合格后,该批次器械、物品才能进入下一个工作流程。

六、储存信息采集

工作人员通过扫描器械、物品的存储架号和监测合格的消毒灭菌包完成储存过程及存储信息的采集及保存。

七、发放信息采集

完成发放的消毒灭菌包名称、数量、发放时间、发放人员、发放科室、接收人员等发放信息的采集(图5-6)。

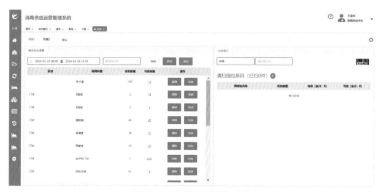

图5-6 发放信息的采集

八、使用信息采集

操作人员将消毒灭菌包的条形码信息与患者的信息相关联并存档,便于日后追溯或进行质量查询。

参 考 文 献

[1] 何瑞仙.肿瘤外科规范化手术配合[M].北京: 人民卫生出版社,2023.

[2] 张青.消毒供应中心管理与技术指南[M].北京: 人民卫生出版社,2022.

[3] 张伟.管道镜检查方法评价不同清洗方式对管腔器械的清洗效果[J].中国医学装备, 2021,18(9): 47-51.

[4] 颜培巧.硬式内窥镜检测仪评估硬式内窥镜光学性能的研究[J].中国医学装备,2024,21 (2): 33-36.